Feichtinger/Niedan

Schüßler-Salze für Frauen

Thomas Feichtinger
Susana Niedan-Feichtinger

Schüßler-Salze für Frauen

Die richtigen Mineralstoffe für den weiblichen Körper: So fühlen Sie sich wohl in jeder Lebensphase

Haug

Bibliografische Information der Deutschen Bibliothek

Die Deutsche Bibliothek verzeichnet diese Publikation in der Deutschen Nationalbibliografie; detaillierte bibliografische Daten sind im Internet über http://dnb.ddb.de abrufbar

Programmplanung: Dr. Elvira Weißmann-Orzlowski
Bearbeitung: Jutta Martini
Fotos: PhotoDisc, PhotoAlto (S. 33), Bavaria (S. 86)
Umschlagfotos: ZEFA
Umschlaggestaltung: CYCLUS · Visuelle Kommunikation, Stuttgart
Satz: Fotosatz H. Buck, Kumhausen
Druck und Verarbeitung: Westermann Druck Zwickau GmbH

ISBN 3-8304-2094-3 2 3 4 5

Inhalt

Wie geht es uns heute?

Wenn ich auf mein eigenes Frauenleben blicke, so erkenne ich, dass es für uns Frauen auf vielen Gebieten leichter geworden ist. Leichter im Vergleich zu Großmutters Zeiten, ja leichter sogar noch als zur Zeit meiner Mutter. Tatsächlich haben wir viel gewonnen:

- Frauen können sich heute viel selbstverständlicher in der Öffentlichkeit bewegen als früher – sie gehen allein ins Kaffeehaus, alleine zum Essen und am Abend auch mal in die Disco.
- Eine Frau kann heute selbstverständlich ohne Begleitung (ich meine hier ohne männliche Begleitung) in den Urlaub fahren.
- Wir sind mündig und haben, wenn notwendig, auch die Vormundschaft für unsere Kinder.
- Wir sind tüchtig, wir machen Karriere – die „Powerfrau“ ist zu einem geflügelten Wort geworden.
- Wir sind gepflegt und geschminkt, unsere Kleidung ist gestylt und wir sind schlank, haben eine Superfigur, sind durchtrainiert.
- Wir können planen, ob wir Kinder wollen und wann.
- Wir kennen unseren Körper, sind aufgeklärt und wissen, wann der Eisprung erfolgt.
- Wir leben unsere Sexualität mit einer Selbstverständlichkeit, von der unsere Mütter nur träumen konnten.
- Wir sind stark!

Was Sie bis jetzt gelesen haben ist die genaue Beschreibung eines Frauenlebens unserer Zeit, eines Lebens auf der Sonnenseite, das ideale Frauenbild des 20. Jahrhunderts und vielleicht auch noch für den Beginn des 21. Es ist ein Leben, wie wir es uns nur wünschen können oder – vielleicht – wie es der Zeitgeist beschreibt.

Bemerken Sie, dass da doch etwas verloren gegangen ist? Was war das nur? Das was wir verloren haben, ist unsere Weiblichkeit – jene Weiblichkeit, die unsere Großmutter auch geschützt hat. Empfindsamkeit, Sensibilität, Gefühle, Innehalten, Einfühlungsvermögen, das alles sind Begriffe, die uns sehnsüchtig anrühren. Wir wünschen uns auch, die Frau eines Mannes zu sein, der tatsächlich partnerschaftlich, in Liebe und in gegenseitigem Wohlwollen mit uns lebt, der verständnisvoll ist und der uns auf Händen trägt, wenn wir in unserer Weiblichkeit befangen sind und uns nicht wohl fühlen.

Großmutter durfte vieles nicht! Sie war abhängig von ihrem Mann – finanziell und gesellschaftlich. Sie trat nach außen nur wenig in Erscheinung, und wenn, dann zur Repräsentation oder als Mutter vieler Kinder.

Wir Frauen haben uns viele Rechte und Pflichten erkämpft und es auf diesem Wege den Männern gestattet, uns in ihr Männerkorsett zu zwängen. Wir haben unsere Weiblichkeit vielfach verraten zu Gunsten aufgepfropfter männlicher Verhaltensweisen und haben uns vieles eingehandelt, das eine große Belastung darstellt. Die Freiheit zu arbeiten und eigenes Geld zu verdienen hat auch eine Kehrseite: größtenteils doppelt belastete, überarbeitete und genervte Frauen. Frauen, die permanent ein schlechtes Gewissen haben, weil sie arbeiten gehen und die Kinder in Horten und Kindertagesstätten abgeben müssen, wenn sich keine Oma findet.

Zwischen dem Frauen-Wunschbild der Männerwelt und dem tatsächlichen Leben der Frauen tut sich eine große Kluft auf.

Frauen hoffen auf einen partnerschaftlichen Mann; sie brauchen keinen, der abends heimkommt, bedient werden will und dann auch noch ein Liebesleben einfordert, für das sie schon viel zu müde sind. In vielem haben wir schon die Männer mit ihrer ungesunden Lebensweise eingeholt. Wir rauchen, der Alkoholkonsum bei Frauen ist leider stark im Steigen begriffen und Herz-Kreislauf-Beschwerden nehmen dramatisch zu.

Die gesellschaftlichen Gegebenheiten sind nur schwer zu beeinflussen und nur langsam zu ändern, weil davon Grundhaltungen im zwischenmenschlichen Zusammenleben betroffen sind. Wir müssen das, was in unserem Leben möglich ist, erkennen, ergreifen und ein Leben leben, in dem auch unsere Weiblichkeit zum Zuge kommt. Das verantwortliche Abwägen ist in unserem Frauenleben besonders wichtig, ist das Ziel doch ein kluger, dem Leben zugewandter Ausgleich zwischen der Berufswelt, der Partnerschaft und dem Muttersein.

Frauen müssen die Verantwortung für ihr eigenes Leben in die Hand nehmen.

Es geht im Kern auch darum, die Bewertung des weiblichen Lebens als das eines minderwertigen zu überwinden, uns mit unserer Wirklichkeit zu versöhnen und dieses wertvolle Sein zu bejahen.

Beweggründe für dieses Buch

Frauen in ihren Lebensräumen abzuholen und ihren Lebensrhythmus aus dem Blickpunkt einer Frau in der heutigen Zeit zu beschreiben ist ein wichtiger Beweggrund für dieses Buch.

Die vielen körperlichen und seelischen Belastungen auf unserem Weg der Reifung verlangen eine Begleitung in der Gesundheitsvorsorge, besonders mit einer Heilweise, die einfach zu handhaben ist und keine Nebenwirkungen hat. Die Leserin soll in diesem Buch Unterstützung für die Erhaltung ihrer Gesundheit und ihres Wohlbefindens finden. Sie soll Anleitung erhalten, um sich bei leichteren Krankheiten (Betriebsstörungen des Körpers) in Eigenverantwortung helfen oder bei schwereren Belastungen diese Heilmethode unterstützend einsetzen zu können. Frauen interessieren sich auch besonders für Gesundheitsvorsorge, weil sie erkannt haben, dass das Leben eher gelingt, wenn Vitalität und Gesundheit als wertvolle Güter erhalten und gepflegt werden.

Ganzheitliche, natürliche Heilweisen kommen der intuitiv bestimmten Gedankenwelt und Lebensauffassung von Frauen stark entgegen.

Der erste Teil des Buches ist dem Mädchen gewidmet, der Heranreifung der Frau aus dem Kind. Den geschlechtsspezifischen Schwierigkeiten kann durch die Heilweise Dr. Schüßlers abgeholfen werden. Über die Lebensphase der jungen Frau in der Berufswelt, in den Beziehungsproblemen mit dem Mann sowie dem ganz neu zu erfahrenden Bereich als Mutter wollen wir die Frau auf ihrem Lebensweg in eine Zeit hinein begleiten, wenn die Kinder groß sind, die Frau meist wieder voll im Berufsleben steht und sich der Stoffwechsel des Körpers umstellt – die Wechseljahre. An diesen Lebensabschnitt anschließend wird die Zeit nach der Pensionierung zum Thema, die gereifte Frau, meist Großmutter, die ihr Alter gut annehmen kann und die ein gemeinsames Altwerden mit einem Lebenspartner in Vitalität und bestmöglicher Gesundheit genießen will.

Susana Niedan-Feichtinger
Thomas Feichtinger

Männerwelt – Frauenwelt

Es ist traurig, dass wir die Welt sozusagen aufteilen, in eine so genannte Männerwelt und eine Frauenwelt. Mit Männerwelt ist die Welt, gesehen aus dem Blickwinkel eines Mannes, gemeint. Hier dominiert das Prinzip, dass

- jede Nachfrage auch befriedigt werden muss (wirklich jede Nachfrage?!),
- alles seinen Preis hat (auch wir Frauen),
- alles auf logische oder wissenschaftliche Zusammenhänge zurückgeführt werden muss,
- die Politik Ausdruck alles Machbaren ist,
- der Mann stark und eroberungsfreudig ist, ganz nach dem Sprichwort: „Die Welt liegt ihm zu Füßen."

Das sind natürlich Schlagwörter, aber sie beschreiben ganz gut die Atmosphäre, mit der die Männerwelt verbunden wird.

Die Frauenwelt hat dagegen eine ganz andere Strahlung, atmosphärisch betrachtet:

- Wir Frauen sind doch eher ausgerichtet auf Beziehungen. Das bedeutet nicht Ehe oder Partnerschaft im engeren Sinne, sondern für uns Frauen ist es wichtig, wie wir uns in unserem Umfeld wiederfinden.
- In zunehmendem Maße ist auch Arbeit für Frauen wichtig. Das ist auch gut so, weil wir dadurch finanziell selbständig bleiben.
- Jede Frau schätzt und liebt ihre Familie und sie versucht, das familiäre Leben und ihre Arbeit unter einen Hut zu bringen. Das erfordert ein gutes Management, da jeder Tag sorgfältig geplant werden muss, um Schulzeiten, Arbeitszeiten des Mannes und Kindergartenöffnungszeiten zu koordinieren.
- Frauen haben wahrscheinlich auf Grund anderer Erziehungsprinzipien, die schon seit sehr langer Zeit unser Leben bestimmt haben, einen anderen Zugang zur Welt.
- Bei Mädchen wird auch jetzt noch besonderes Augenmerk auf das Äußere gelegt und – pardon – wir Frauen werden schon sehr früh in den Wettbewerb um den Mann geschickt. Da bekämpfen sich schon die Jüngsten, um vom angehimmelten Burschen bemerkt zu werden. Genau hier verkaufen wir uns an eine Männerwelt, die bestimmt, was schön ist und wie die ideale Frau auszusehen hat. Und das ist auch der Hauptgrund, weshalb Frauensolidarität im täglichen Leben praktisch nicht zu finden ist.

- Auch heute noch sind Kinder meist Frauensache. Das erklärt die große Anzahl allein erziehender Mütter, die auf Grund mangelnder Ausbildung noch dazu an der Armutsgrenze leben müssen.
- Ein weiterer Kritikpunkt an der heutigen Frauenwelt ist die mangelnde Ausbildung von Frauen, doch zum Glück holen wir in diesem Bereich sehr stark auf.

Die Männerwelt ist die offizielle und damit anerkannte Welt, die Welt, die historischen Wert hat. Die Frauenwelt ist – bis jetzt – eher die private Welt, die Welt des täglichen Lebens, die Welt der Familie. Diese Welt der Frauen, die auch unser Selbstverständnis bestimmt, ist deswegen jedoch keinesfalls der unwichtigere Teil. Denn immerhin sorgen wir dafür, dass Männer- und Frauenwelt „Nachschub" erhalten. Fast jeder schätzt sein Zuhause und das Zusammenleben mit dem geliebten Partner. Je privater die „Welt" wird für beide Geschlechter, umso eher wird sie „eine Welt" für Frauen und Männer.

Verleugnung der Weiblichkeit

Es hat sich herauskristallisiert, dass Frauen, die sich in der Berufswelt der Männer behaupten wollen, viel mehr können müssen als ihre männlichen Kollegen. Das geht aber nur, wenn sie sich männliche Verhaltensweisen aneignen. Durchsetzungsvermögen, Ellbogentechnik, eine harte männliche Sprache, berechnende Machtstrategien – das alles lernen Frauen und das Resultat ist die in ihrem Verhalten vermännlichte Frau.

> Die Frau darf im Beruf keine Schwächen zeigen, sie hat ihren „Mann" zu stehen.

Diese Art zu leben fordert ihren Tribut. Frauen, die täglich acht Stunden und länger ihr Frausein verleugnen, können nicht wie Automaten umschalten, wenn sie nach Hause gehen, sondern sie verdrängen ihre Weiblichkeit. Durch die Hintertür allerdings schleicht sich die Weiblichkeit wieder herein, beispielsweise beim prämenstruellen Syndrom (PMS), wenn sich also typisch weibliche Störungen melden.

Warum wir Frauen uns auf das Männerspiel eingelassen haben, das ist eine lange Geschichte und hat viel mit der Kirche zu tun. In der Bibel war die Frau nichts wert. Das ist sowohl im Alten wie im Neuen Testament ganz eindringlich beschrieben. Die Frau war ein Geheimnis und die monatliche Blutung höchst verdächtig. Wie sollten die Männer damit umgehen? Und so erklärten sie die Frau während der Zeit, die sie blutete, ganz einfach für unrein. Bis in die heutige Zeit reicht das Märchen vom „besonderen" Blut, obwohl wir heute ganz genau die hormonellen Prozesse kennen, die die Monatsblutung auslösen.

Die Frau war zum Kindergebären bestimmt, zum Kochen und zum Beten, um für ihre Schlechtigkeit, die seit Eva behauptet wurde, Buße zu tun. Aus diesem Unwertgefühl wollten wir Frauen immer schon raus!

Emanzipation?

So gab es immer wieder Frauen, die ihre Persönlichkeit entfalten konnten, aber sie blieben sozusagen leuchtende Sterne am Himmel. Um die Jahrhundertwende jedoch traten die Suffragetten auf, „wild gewordene Weiber“, wie sie damals bezeichnet wurden. Sie waren die ersten, die im öffentlichen Leben ihre Rechte anmeldeten. Sie wollten das Frauenwahlrecht und die Zulassung an die Universitäten. Einige kamen sogar ins Gefängnis für ihre Starrköpfigkeit. Das waren die ersten „Emanzen“. Sie haben sehr viele Freiheiten erkämpft und den Frauen ein neues Selbstverständnis eröffnet.

Die industrielle Revolution brauchte Frauen als Arbeitskräfte, ebenso die zwei Weltkriege. Wer arbeitet, hat auch eine Stimme. Nutzen Sie diese, als Wählerin und als Konsumentin. Frauen haben große Macht, auch wenn sie ihnen in der Gesellschaft oft nicht zugestanden wird. Schließlich stellen wir mehr als die Hälfte der Bevölkerung. Warum also sollten wir Produkte kaufen, für die in sexistischer Weise geworben wird? Wer befiehlt uns, Parteien zu wählen, deren Programme gegen die Interessen von Frauen ausgerichtet sind? Nutzen wir doch gemeinsam unsere Kaufkraft und unsere Wählerstimme, um die berechtigten Anliegen von Frauen durchzusetzen.

Nach der Frauenbewegung der Sechziger- und Siebzigerjahre mit Alice Schwarzer an der Spitze, die notwendigerweise die Lebenssituation der Frauen noch viel schwärzer als in Realität darstellten, um Aufmerksamkeit zu erregen, ging das Pendel in letzter Zeit etwas zurück. Während ich auch heute noch sensibel auf bestimmte Themen wie Ausbeutung des weiblichen Körpers für die Werbung, Verquickung von Politik und Sex oder Sport und Sex reagiere, kann sich meine Tochter bei weitem nicht so aufregen. Sie musste auch nie um die Anerkennung beziehungsweise Würdigung ihres Wertes kämpfen und profitierte von den Kämpfen der Vorgängergeneration. Für sie ist es selbstverständlich, allein tanzen oder ins Café zu gehen.

Das Bild der emanzipierten Frau hat sich gewandelt. Sie muss heute nicht mehr um Äußerlichkeiten kämpfen, aber ihren Wert hüten. Heute ist es mehr denn je von Bedeutung, dass Frauen sich wehren, wenn ihr Wert geschmälert oder missachtet wird. Sie müssen sich zeigen, und zwar als Frauen zeigen. Das heißt nicht, dass sie Männer bekämpfen oder verunglimpfen oder ihnen feindlich gegenüberstehen sollen. Wir Frauen sollten endlich auf ein Lebenskonzept hinarbeiten, das es uns und den Männern ermöglicht, in einer lebenswerten Welt in gegenseitiger Achtung und Offenheit miteinander umzugehen. Erst dann sind wir wirklich emanzipiert – und die Männer auch!

Frauen sind dem Leben näher

In gesundheitsorientierten Seminaren sind fast nur Frauen anzutreffen. Auch an persönlichkeitsorientierten Kursen, in denen die innere Auseinandersetzung und Entfaltung im Vordergrund steht, nehmen fast nur Frauen teil. Sie setzen sich mit dem Leben und seinen Forderungen viel intensiver auseinander als Männer und haben meist ein besseres Gespür für ihren Körper. Auch sind sie meist nicht bereit, ihren Körper denselben vergiftenden Belastungen auszusetzen – beispielsweise durch Alkohol – wie Männer.

Ihr Körper hat komplizierte Abläufe zu vollziehen und verlangt sein Recht. Frauen haben meist gelernt, ihren Körper genau zu beobachten. Wenn sie jedoch die Gegebenheiten ihres Körpers, seine natürlichen Voraussetzungen

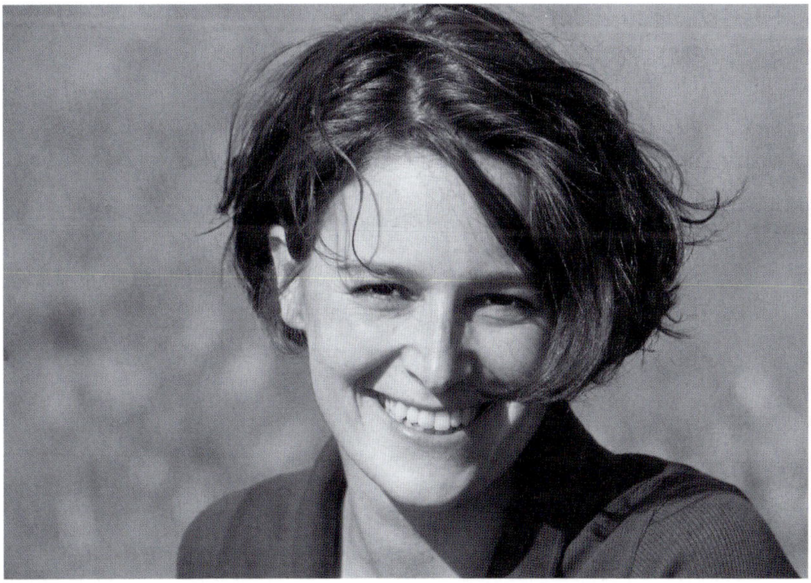

Gesundheit und Wohbefinden sind für Frauen wichtig.

missachten und verdrängen, zeigen sich die Folgen oft als Beschwerden in verschlüsselter Form.

Gesundheitsvorsorge

Viele Mütter versuchen, ihren Kindern eine stabile Gesundheit zu ermöglichen, sodass sie nicht bei jedem Windhauch krank werden. Sie sind auch bereit, für diese „Investition“ zu bezahlen. Denn es ist besser, vorzusorgen als zu heilen. Oft ernten sie bei ihrem Partner Unverständnis, manchmal sogar Ablehnung, wodurch dieser Weg sehr erschwert wird. Auf keinen Fall sollte er wegen solcher Blockadeversuche aufgegeben werden. Hier stößt die weibliche, intuitive ganzheitliche Welt mit der männlichen zusammen, die diese Bemühungen als unnütz sieht, weil sie vordergründig keinen „Ertrag“ haben.

Wichtig: Eigene Bedürnisse nicht verdrängen!

Allerdings sollte die Frau vor lauter Vorsorge für die Familie die eigenen Bedürfnisse nicht vergessen, sie wegschieben oder gar wegdrängen. Eine gesunde, vitale Partnerin und Mutter strahlt auf ihre Umgebung aus und bringt Lebensfreude in ihr Leben und das ihrer Familie.

Nicht mit Scheuklappen durchs Leben gehen

Diese Zeilen sind als Ermutigung gedacht, auch einmal etwas auszuprobieren und die Suche nach Lösungen für anfallende Probleme nicht aufzugeben. Weder Vorurteile noch das blinde Mitmachen jeder Gesundheitsmode oder Gesundheitswelle führen zu guten Ergebnissen. Das wache Ausschauen, das aufmerksame Hinhören und das überlegte Handeln bringen oft überraschend einfache und praktische Problemlösungen. Dann erfolgt meist noch auch die dauerhafte Besserung und Heilung.

Gesunde Ernährung

Eine gesunde Ernährung ist für das Wohlbefinden und die Gesundheit sehr wichtig. Bei der Auswahl der Nahrungsmittel sollte folgendermaßen vorgegangen werden: Den breitesten Raum sollten Gemüse, Obst und Kohlenhydrate einnehmen, deren Bedarf beispielsweise durch Kartoffeln, Reis oder Nudeln gedeckt wird. Der Anteil an tierischem Eiweiß (Fleisch, Wurst, Fisch) sollte gering gehalten werden. Ein bis zwei Mal pro Woche eine Fleisch- oder Fischmahlzeit ist ausreichend. Zu beachten ist auch, dass tierische Fette durch pflanzliche Öle mit einem hohen Anteil an ungesättigten Fettsäuren ersetzt werden. Wenn Zucker verwendet wird, dann nur in geringen Mengen und möglichst als Vollwertzucker, Ahornsirup oder Zuckermelasse. Das ist deshalb wichtig, weil diese Zuckerarten alle Mineralstoffe beinhalten, die der Organismus zur Verarbeitung des Zuckers benötigt. Ansonsten muss der Organismus körpereigene Mineralstoffe zur Verfügung stellen und auf diese Art wird der reine weiße Zucker (Saccharose) zum Räuber.

Ein starkes Bedürfnis nach Süßigkeiten und Mehlspeisen sollte grundsätzlich als Mineralstoffmangel verstanden und nicht durch den Genuss von Süßigkeiten zusätzlich verstärkt werden. Wird der entsprechende Mineralstoff nach Dr. Schüßler (Nr. 9 Natrium phosphoricum) genommen, geht der Heißhunger zurück!

Wichtig ist auch, für einen ausgeglichenen Säure-Basen-Haushalt zu sorgen. Die meisten Menschen glauben, dass es zwei Sorten von Nahrungsmitteln gäbe, nämlich die säurebildenden und die basenbildenden. Es gibt aber auch solche, die sowohl säure- als auch basenbildend wirken, je nach der gesundheitlichen Situation des Menschen. Vor allem für Menschen mit einem belasteten Säurehaushalt hat das besondere Bedeutung. So kann der Körper belasteter Menschen eine bestimmte Gruppe von Nahrungsmitteln nicht umbauen, sodass die Säuren voll wirksam werden, ja diese sogar einen zusätzlichen Mineralstoffverlust verursachen, weil zum Ausgleich der Belastung und der Aufrechterhaltung eines bestimmten Säure-Basen-Haushaltes Mineralstoffe über den Urin ausgeschieden werden. So kommt es, dass der Urin wohl basisch ist, aber der Körper unter viel zu viel Säure leidet. Mehr zum Thema Säuren und Basen finden Sie in den Büchern *Säure-Basen-Haushalt* (Dr. Michael Worlitschek) und *Handbuch der Biochemie nach Dr. Schüßler* (Feichtinger/Mandl/Niedan).

Kleidung

Kleidung ist besonders für Frauen sehr wichtig! Die modisch interessierte Frau, die sportlich aktive oder aber auch die intellektuell „lässige" Frau bringen mit ihrer Kleidung vieles über ihr Leben zum Ausdruck. Auch unpassende, unangemessene oder gar ungepflegte Kleidung sind ein Signal nach außen, etwa bei Frauen, die überarbeitet oder überfordert sind, die sich in ihrem Leben nicht wohl fühlen. Kleidung hat also nicht nur schützende und wärmende Aufgaben zu erfüllen, zumindest nicht in unserer Gesellschaft.

Kleidung ist nicht nur ein Schutz, sondern drückt auch ein Lebensgefühl aus.

Was viel zu wenig beachtet wird, ist die Bedeutung der Materialien, aus denen die Kleidung angefertigt ist. Damit die Haut ihre Aufgabe als Wärme- und Feuchtigkeitsregulator erfüllen kann, ist es notwendig, dass die Kleidung atmungsaktiv ist. Dazu bedarf es besonders bei der Unterwäsche natürlicher Materialien. Vor allem Kunstfasern neigen dazu, ihre Trägerin im Extremfall durch statische Aufladung in Funken sprühende, elektrisierende Wesen zu verwandeln, ein eher unangenehmer Zustand.

Für allergische Menschen sollten die Materialien möglichst schonend aufbereitet werden und keine Rückstände enthalten. Deshalb sollte besonders Kleidung, die direkt auf der Haut getragen wird, vor dem ersten Tragen gewaschen werden. Bitte achten Sie darauf, dass keine Färbemittel verwendet wurden, die allergieauslösend sind. Besonders bei billiger Ware aus Fernost besteht diese Gefahr. Auch hier gilt: Waschen vor dem ersten Tragen.

Haben Sie schon einmal überlegt, wie Sie mit Farben in ihrem Leben umgehen? Vielleicht bemerken Sie, dass fröhliche Farben Ihre Stimmung verbessern? Sie sollten also der Farbe Ihrer Kleidung besondere Bedeutung zukommen lassen. Farben sind auch „seelische“ Nahrung! Vielleicht denken Sie bei Ihrem nächsten Einkauf daran!

Gesunder Schlafplatz

Für den Schlafplatz genügen drei Hinweise:

- Er sollte strahlenfrei sein, was durch einen guten Rutengeher überprüft werden kann.
- Es sollten keine Spiegel im Schlafraum sein, da sonst der Körper einer starken energetischen Belastung ausgesetzt ist. Dasselbe gilt für glänzende Flächen, weshalb für Bilder nur entspiegeltes Glas verwendet werden sollte.
- Als dritte Komponente sollten Sie darauf achten, dass Ihr Schlafplatz frei von elektromagnetischen Einflüssen ist.

Eine besondere Belastung stellen elektromagnetische Felder dar. Schon ein Verlängerungskabel hinter dem Kopf genügt und schwere Störungen wie Migräne, einschlafende Hände, Nackenbeschwerden, verquollene Augen verbunden mit geschwollenen Händen und Füßen können auftreten. Alle elektrischen Geräte gehören aus dem Schlafbereich entfernt. Für die verbleibenden Leitungen für die Lampen sollte ein Netzfreischaltgerät montiert werden. Dazu gibt Ihnen jeder gute Elektriker gerne Auskunft.

Sport und Bewegung

Der Körper braucht, um gesund und fit zu bleiben, ein gewisses Maß an Bewegung und Sport. Deshalb sollte man beizeiten eine Sportart wählen, die auch in späteren Jahren durchgeführt werden kann wie Radfahren, Schwimmen, Tennis, Laufen, aber auch der Besuch eines Fitnesscenters.

> Es kommt nicht nur auf den Körper an, sondern vor allem auch auf die Seele.

Das passive Schwitzen in der Sauna fördert die Ausscheidung von Schlacken und ist deshalb vor allem im Winter zu befürworten. Außerdem gibt es verschiedene Gruppen, die bestimmte Energietechniken betreiben, wie Qi Gong, Tai Qi oder Judo, die einen hervorragenden Zugang zum Körper eröffnen und eine sportliche Gemeinschaft bieten.

Ausgewogene Stimmungslage

Neben der Gesunderhaltung des Körpers sollte jeder auch etwas für sein Innenleben tun. Dazu eignen sich Meditation, autogenes Training oder Selbsterfahrung. Über diesen Weg kann die Auseinandersetzungsfähigkeit mit dem Leben, aber auch die Festigkeit in Krisensituationen gestärkt werden. Der Weg zu einer eigenständigen, freien Entwicklung steht offen.

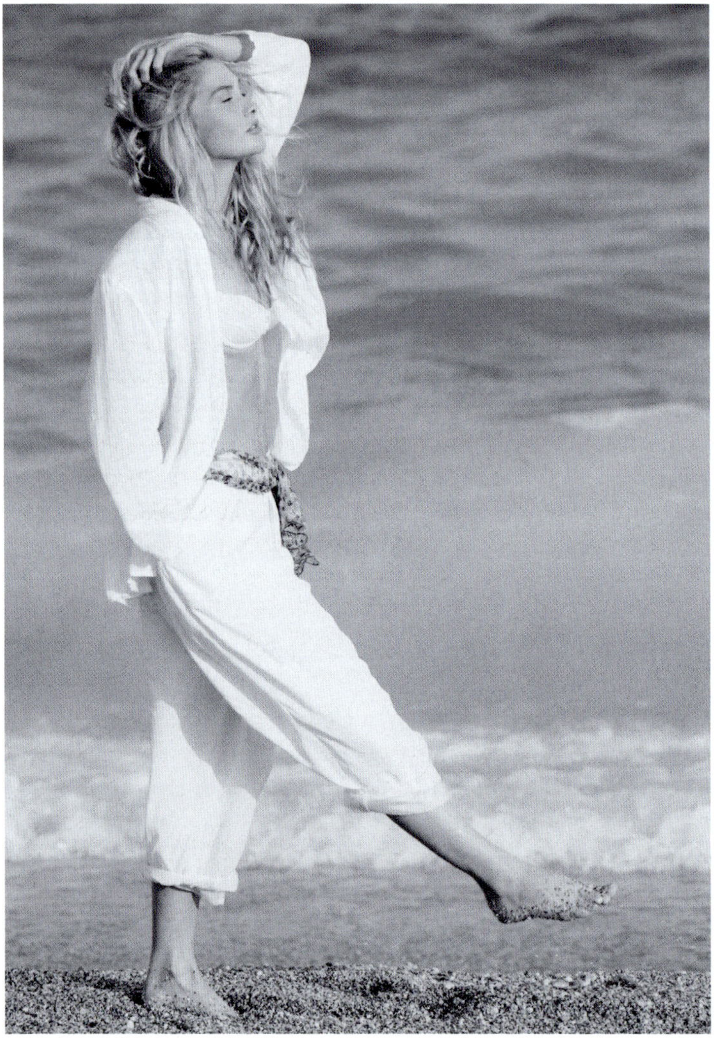

Mit sich im Reinen sein.

Ganzheitliche Heilmethoden

Sicher ist es ein großes Verdienst der Medizin, die Funktionen des Körpers bis ins kleinstmögliche Detail zu erforschen und die Forschungsergebnisse in einer effizienten medizinischen Versorgung zum Wohle der Menschen einzusetzen. Leider hat aber genau diese Einstellung der analytischen Zerlegung des Menschen in seine Einzelteile dazu geführt, dass der ganze Mensch, also der Mensch als Ganzheit nicht mehr gesehen wird.

Ganzheit bedeutet, dass der Körper mit allen Ebenen des Seins untrennbar verbunden ist und dass diese Ebenen einander ständig beeinflussen.

Das Gespür für diese Zusammenhänge haben sich Frauen erhalten können. Sie beobachten ihren Körper und ihre Kinder, auch ihren Partner, und setzen sich auch mit psychosomatischen Zusammenhängen auseinander. Sie scheuen nicht davor zurück zu schauen, was hinter den körperlichen Beschwerden stecken könnte. Die Ersatzteil-, Reparatur- und Funktionsmentalität, die analytische Bewältigung von Problemen ist ganz typisch männliche Gedankenwelt. Deshalb ist es besonders wohltuend, dass es jetzt immer mehr Ärzte gibt, die mit dieser Problembewältigung nicht zufrieden sind und ganzheitliches Heilen praktizieren.

Ganzheitliches Heilen verliert nie den ganzen Menschen aus dem Blickfeld. Er wird immer in seinem Umfeld und seiner Lebenssituation gesehen, weil diese Art des Heilens nicht nur Abwesenheit von Krankheit erreichen will, sondern das Wohlbefinden des Menschen.

Was bedeutet Ganzheitlichkeit für die Gesundheit?

Viele Patienten beklagen, dass in der Medizin die Spezialisten nur noch ein bestimmtes Organ im Blickfeld haben und manchmal sogar Medikamente verschrieben werden (müssen?), die auf anderem Gebiet wieder eine Belastung darstellen. So ist die Forderung nach Ganzheitlichkeit verständlich.

Gesundheit ist mehr als Abwesenheit von Krankheit.

Wenn wir heute von Gesundheit sprechen, dann ist das nicht nur Abwesenheit von Krankheit, sondern vor allem die Abwesenheit von allen belastenden Stoffen, die in Deponien des Körpers wie Gelenken, Muskeln, Fettgewebe oder in den Zellen abgelagert sind. Dann breitet sich ein Wohlgefühl im Körper aus, das wir eigentlich anstreben sollten.

Doch die körperliche Gesundheit ist nur ein Teil im Gesundheitsgeschehen des Menschen. Dazu gehört auch die so genannte seelische Gesundheit. Aber auch das Energiefeld des Menschen mit seinem Einfluss auf die Lebensqualität darf nicht übersehen werden.

Die Ganzheit des Menschen betrifft alle seine Ebenen, seine ganze Existenz. Dazu gehören die Ebenen des Körpers, der Gefühle, der Energie, der Farben, der Gedanken, des Charakters und des Geistes. Eine gute Gesundheitsvorsorge hat alle Ebenen im Auge. Vor allem ist es im Falle einer Belastung sehr wichtig festzustellen, auf welcher dieser Ebenen diese vorliegt und was sie verursacht. Dann erst kann das Leiden wirksam behandelt werden. Deshalb ist jene ganzheitliche Beratung anzustreben, die nicht nur den ganzen Körper sieht, sondern den ganzen Menschen.

So können die verschiedenen Heilweisen immer nur bestimmte Bereiche des Menschen abdecken, was auch ihre Grenzen aufzeigt.

Schüßler sieht den ganzen Körper

Das Besondere der Schüßler'schen Heilweise ist, dass sie sich auf den Betriebsstoffmangel im Körper und wie sich dieser als Störungen im Betrieb des Körpers auswirkt bezieht. Somit können mit den Mineralstoffen nach Dr. Schüßler alle jene Belastungen und Leiden behandelt werden, die sich auf einen Mangel an bestimmten Mineralstoffen zurückführen lassen – und das sind sehr viele!

Die Heilweise nach Dr. Schüßler

Dr. Wilhelm Heinrich Schüßler, 1821 in Bad Zwischenahn bei Oldenburg geboren und in seiner Heimat heute noch liebevoll „der alte Schüßler“ genannt, war homöopathischer Arzt. Im Laufe seiner Auseinandersetzung mit der Homöopathie begann er, die Unzahl von Mitteln dieser Heilweise abzulehnen, vor allem aber die scheinbar willkürliche Entfernung oder Aufnahme von Mitteln. Er suchte nach einer einfachen Heilweise, die die Ursachen der Krankheiten berücksichtigte.

Schüßler entdeckte den Zusammenhang von Mineralstoffmangel in den Zellen und Krankheit.

Im Laufe der Zeit stellte er fest, welche Mängel bestimmten Krankheiten zugrunde liegen und setzte die entsprechenden Mineralstoffe ein. Dabei musste er sich mit den Mängeln, die heutzutage durch eine industriell veränderte Ernährung entstehen, nicht auseinander setzen. Es gibt noch viele weitere Ursachen für die Entstehung von Mineralstoffmängeln:

- Der Mineralstoffmangel des Menschen beginnt schon im Mutterleib, wenn die Mutter Mängel hat und die entsprechenden Mineralstoffe dem Kind nur ungenügend zur Verfügung gestellt werden können.
- Eine häufige Ursache liegt auch in mangelhafter und einseitiger Ernährung. Dazu tragen die einseitige Düngung, die Denaturierung, Isolierung und Konservierung bei. Auch gibt es sehr einseitige Ernährungsweisen, die Mängel verstärken, wenn nicht gar verursachen, wie die Atkins-Diät.
- Eine weitere Ursache kann in einer energetischen Belastung der Umwelt liegen (Erdstrahlen, Elektrosmog, Spiegel).
- Eine ganz besondere Belastung des Mineralstoffhaushaltes ergibt sich durch die permanente Vergiftung des Menschen. Das lässt sich auch an der Häufigkeit allergischer Reaktionen ablesen.
- Nicht zu unterschätzen sind Belastungen durch Zähne, die vor allem durch Amalgamfüllungen verursacht werden.
- Macht die Arbeit keine Freude (Disstress), ist man zu großem Druck ausgesetzt (Konkurrenz, Leistung), dann ist der Verschleiß an den wertvollen Mineralstoffen besonders groß.
- Einseitige, vor allem zwanghafte charakterliche Strukturen verschleißen auf Dauer bestimmte Mineralstoffe, worauf in den Beschreibungen der Mineralstoffe kurz hingewiesen wird.

12 bedeutende Mineralstoffe

Dr. Schüßler entdeckte 12 Mineralstoffverbindungen, die seiner Meinung nach für den Betrieb des Körpers unbedingt notwendig sind, und stellte sie in gleicher Form und Zusammensetzung her, wie sie im Körper vorliegen und zu seinem dauernden Bestand gehören. Bei der Einnahme kann der Körper diese Mineralstoffverbindungen sofort in seinen Betrieb aufnehmen, ohne dass er umständliche und aufwendige chemische Zerlegungs- und Verknüpfungsarbeiten leisten muss.

Nach Dr. Schüßler werden die Mineralstoffe Nr. 1 Calcium fluoratum, Nr. 3 Ferrum phosphoricum und Nr. 11 Silicea in D12 verabreicht, alle anderen in D6. alle Erweiterungsmittel von Nr. 13 bis Nr. 26 sollten nach unseren Erfahrungen ausschließlich in D12 eingenommen werden.

Eine eigene Sicht

Zwei Männer der Wissenschaft wiesen Dr. Schüßler auf seinen Forscherpfaden den Weg. Der erste war der berühmte Zellularpathologe Virchow, der den Lehrsatz aufstellte: „Die Krankheit des Körpers ist gleich der Krankheit der Zelle."

Der zweite für Dr. Schüßler entscheidende Satz wurde von Moleschott vertreten und heißt: „Die Krankheit der Zelle entsteht durch Verlust an anorganischen Salzen (Mineralstoffen)."

Zu diesen beiden Lehrsätzen fügte Schüßler als Schlussfolgerungen hinzu: „Dann muss die Gesundheit der Zelle und damit des Körpers entstehen durch Deckung des Verlustes." und „Um Schaden zu verhüten und um die Mittel aufnahmefähig für die Zelle zu machen, müssen dieselben potenziert (verdünnt) werden."

Als Arzt wusste Schüßler, dass die Mineralstoffe, wenn sie pur gegeben werden, für den Organismus eine Belastung darstellen können. Das wissen wir auch z.B. von den üblichen Calcium-, Magnesium- oder Eisenpräparaten. Diese dürfen nicht zu lange genommen werden, denn sonst könnte der Körper überfordert werden, sodass unerwünschte Nebenwirkungen auftreten. Deshalb ist Schüßlers zweiter Satz so wichtig! Die Mineralstoffe werden so stark verdünnt, dass sie durch die winzigen Öffnungen der Zellwand hindurchtreten können.

Immer wieder wird von Menschen, die sich mit dieser Materie zu wenig auseinander gesetzt haben, behauptet, dass eine Überdosierung möglich sei.

Dazu ein Vergleich: In einer Literflasche Mineralwasser sind durchschnittlich circa 1000 mg gelöste Mineralstoffe. Wenn jemand so viele Mineralstoffe durch Mineralstoffe nach Dr. Schüßler zu sich nehmen wollte, müsste er eine Tonne (1000 kg) der Mineralstoffe lutschen. Damit wird verdeutlicht, welche Verdünnung durch Potenzierung erreicht wird. Genau darin liegt auch die Wirksamkeit der Mineralstoffe nach Schüßler. Es kommt nämlich nicht auf die Quantität (Menge) an, sondern auf ihre Qualität, das heißt, dass sie als einzelne Moleküle in der Trägersubstanz (Milchzucker) vorhanden sind.

Die Verdünnung der Mineralstoffe verhindert, dass zu viel eingenommen wird.

Bei der Schüßler'schen Heilweise ist unbedingt zwischen den Mängeln innerhalb und denen außerhalb der Zellen zu unterscheiden. Die Absicht der Schüßler'schen Heilweise ist es, die Mängel innerhalb der Zellen aufzufüllen.

Die Heilweise wurde missverstanden

Als Dr. Schüßler mit seiner Heilweise 1873 das erste Mal an die Öffentlichkeit trat, stieß er auf starken Widerspruch. Das war verständlich. Die Homöopathen mussten sich in vielen Jahren Ausbildung mit ungefähr 600 verschiedenen Mitteln auseinander setzen. Und da sollten auf einmal 12 Mittel ausreichen, um „alle Krankheiten zu heilen, die überhaupt heilbar sind.“ (Dr. Schüßler). 1874 veröffentlichte Dr. Schüßler seine Heilweise zum ersten Mal in einer Broschüre als *Abgekürzte Therapie*.

Ab der ersten Veröffentlichung sah sich Dr. Schüßler der Kritik ausgesetzt, bis hin zu persönlichen Angriffen. Immer wieder gelang es ihm, die Argumente, soweit sie sachlicher Natur waren, zu entkräften. Er gewann innerhalb kurzer Zeit viele Anhänger und die Kunde von seiner Heilweise breitete sich über die ganze Welt aus. Allerdings wurde sie nach seinem Tod von der Homöopathie vereinnahmt und nicht mehr als eigenständige Heilweise angesehen.

Drei verschiedene Heilweisen lassen sich unterscheiden:

- Die klassische medizinische Heilweise **(Schulmedizin)** bekämpft die Krankheit als Feind des Menschen. Dabei gerät der Kranke selbst oft aus dem Blickfeld. In dieser Heilweise wird gefragt: „Welches Mittel muss ich nehmen **gegen** …“
- In der **Reizheilweise** wird versucht, die Selbstheilungskraft des Körpers so herauszufordern, dass er selbst das Leiden heilen kann. Doch um auf einen

Reiz antworten zu können, bedarf es der Betriebsstoffe. Wenn diese nicht mehr zur Verfügung stehen, kann auf diesem Wege keine Besserung mehr erfolgen. Deshalb hat ein homöopathischer Arzt einmal formuliert: „Die Homöopathie will etwas bewegen, aber manchmal lässt sich nichts mehr bewegen."

- Eine **Substitutionsheilweise** versucht das zuzuführen, was fehlt, um den Mangel abzustellen. Die Biochemie nach Dr. Schüßler will die Mängel innerhalb der Zellen auffüllen und damit das gesunde Spannungsverhältnis zwischen den Mineralstoffkonzentrationen innerhalb und außerhalb der Zellen wieder herstellen.

Der Streit, ob die Biochemie nach Dr. Schüßler eine Reiz- oder Befriedigungsheilweise darstellt, zieht sich bis in die heutige Zeit. Die Autoren dieses Buches sind der Überzeugung, dass sich die Mineralstoffe nach Dr. Schüßler einerseits als Reiz einsetzen lassen, genauso aber auch der Auffüllung von Mängeln dienen.

Von der Betrachtung als Reiz- oder Substitutionsheilweise hängt auch die Dosierung der Mineralstoffe ab.

Sieht der Mineralstoffanwender diese speziellen Mineralstoffe als Reiz, wird er jene Dosierung wählen, wie sie in der Homöopathie üblich ist. Hat er sich, wie die Autoren dieses Buches, für die Mängel auffüllende Einstellung entschieden, wird er wesentlich höhere Dosierungen wählen.

Einnahme der Mineralstoffe

Die Mineralstoffe nach Dr. Schüßler sind als Tabletten oder als Pulver erhältlich. Vorteil der Tabletten ist ihre exakte Dosierbarkeit, des Pulvers, dass es keine Tablettierungsstoffe enthält. Bei der Dosierung ist zu beachten, dass eine Messerspitze Pulver einer Tablette entspricht.

Hinweis

Die Einnahme der Mineralstoffe nach Dr. Schüßler sollte immer nach ganz einfachen Regeln erfolgen. Alles, was die Einnahme kompliziert macht, schadet dieser Heilweise.

Einnahme

Die Mineralstoffe werden, jeweils in der empfohlenen Stückzahl, in einer (kleinen) Schale gut durchgemischt und über den Tag verteilt eingenommen. Eine Einnahme in einer bestimmten Reihenfolge oder gar nach bestimmten Uhrzeiten ist nicht erforderlich. Es geht um die Versorgung des Körpers und der entsprechenden Speicher mit den notwendigen Betriebsstoffen. Hier sind einige Anmerkungen für die Einnahme:

- Am besten lässt man die Mineralstofftabletten einzeln im Mund zergehen.
- Es können auch mehrere Tabletten auf einmal in den Mund genommen werden.
- Die Mineralstoffe können auch in Wasser aufgelöst und schluckweise eingenommen werden, wobei jeder Schluck möglichst lange im Mund behalten werden sollte.
- Die Mineralstoffe dürfen nicht mit Metallgegenständen in Berührung kommen, also nur mit einem Keramik- oder Plastiklöffel umrühren beziehungsweise einnehmen.
- Je dringender der Organismus die einzelnen Mineralstoffe benötigt, umso schneller zergehen sie oder umso süßer schmecken sie. Manchmal trifft sogar beides zusammen. Will man das beobachten, müssen natürlich alle Sorten vom gleichen Hersteller sein.

Grundsätzlich ist die Dosierung und Art der Einnahme individuell vorzunehmen, jedoch sind Mengen von 5 – 10 Stück von einem Mineralstoff üblich, sodass an einem Tag ohne weiteres insgesamt 50 – 100 Tabletten eingenommen werden können.

Die Tabletten können auch in Wasser aufgelöst werden.

Für das Auflösen der Mineralstoffe verwenden Sie bitte ausschließlich stilles Wasser oder Leitungswasser. Nehmen Sie kein Mineralwasser! Das Leitungswasser kann auch abgekocht werden.

Löst man die Mineralstofftabletten in Wasser auf, gehen die Wirkstoffe in das Wasser über und werden dann über die Mundschleimhaut in den Körper aufgenommen. Für eine bessere Wirkung sollte man daher jeden Schluck so lange wie möglich im Mund behalten. Der Milchzucker, der als Satz am Boden bleibt, muss nicht unbedingt – kann aber – eingenommen werden. Denn er ist verdauungsfördernd und deshalb für jene sehr wertvoll, die an Verstopfung leiden.

Wichtiger Hinweis für Diabetiker!

Wenn Diabetiker die Mineralstoffe einnehmen, muss der Milchzucker berücksichtigt werden, in den die Mineralstoffe eingearbeitet sind. 48 Mineralstofftabletten entsprechen einer Broteinheit. Die Einnahme von 1–3 Broteinheiten ist jedoch laut Aussage des Deutschen Diabetes-Zentrums unbedenklich, wenn sie über den ganzen Tag verteilt wird. Milchzucker ist in kaltem Wasser weniger gut löslich. Geben Sie zuerst das kalte Wasser in das Glas, dann die benötigten Mineralstoffe. Nicht umrühren! Die Wirkstoffe gehen innerhalb von wenigen Minuten in das Wasser über und können nun eingenommen werden.

Beim Auflösen der Mineralstoffe für Diabetiker sollte auf keinen Fall umgerührt werden.

Gerade Diabetiker brauchen die Mineralstoffe dringend, weil ihr Körper durch die Krankheit einer großen Belastung ausgesetzt ist. Die Mineralstoffe stärken die Widerstandskraft, sodass weniger Krankheiten auftreten und sich auch die Stoffwechselprobleme verringern.

Reaktionen auf die Mineralstoffe

Werden die Mineralstoffe eingenommen, beginnt der Organismus mit Wiederherstellungsarbeiten. Außerdem werden abgelagerte Schlackenstoffe und Säurereste ausgeschieden. Diese Vorgänge haben Folgen für den Körper.

Die Sprache des Körpers

Abgesehen von den körperlichen Reaktionen kann bei der Einnahme anfangs ein starkes psychisches Bedürfnis nach den Mineralstoffen auftreten, das bis zu einer Art „Sucht" ausarten kann. Gerade dieses erste starke Bedürfnis des Körpers, der nun spürt, dass er bekommt, was er braucht, zeigt, wie stark der Mangel war.

Schüßler-Salze machen keinesfalls abhängig.

Manche Anwenderinnen bekommen indes Angst vor einer Sucht, vor einer Abhängigkeit, die sie vielleicht nicht mehr in den Griff bekommen könnten. Sie dürfen aber so viel Vertrauen in ihren Körper haben, dass er die Mineralstoffe entsprechend seinen Bedürfnissen einsetzt. Das ungewohnt starke Verlangen wird verschwinden, sobald der Mangel aufgefüllt ist! Darüber hinaus sollten Sie nicht nur den Mut zeigen, zu Ihren eigenen Empfindungen zu stehen, sondern Sie können die Dosis von sich aus so verändern, wie es Ihrem Bedarf entspricht.

Was ist, wenn sich der erwünschte Erfolg nicht sofort einstellt?

Manchmal stellt sich bei der Einnahme von Mineralstoffen nach Dr. Schüßler nicht unmittelbar der gewünschte Erfolg ein. Das kann daran liegen, dass noch andere, nicht sichtbare oder spürbare Probleme vorhanden sind oder die weitere Auffüllung des Speichers für den Organismus vordringlicher ist.

Die Anwenderin erlebt in der Regel folgende Stufen:

- Am Anfang der Einnahme, wenn die Mineralstoffe einmal nicht genommen werden, entsteht das Gefühl, es fehle etwas.
- Im Verlauf der weiteren Einnahme ist es leicht möglich, dass sie vergessen werden oder gar eine Ablehnung aufgebaut wird. Diesem Gefühl ist unbedingt nachzugeben! Die Einnahme darf nicht entsprechend der empfohlenen Menge „durchgezogen“ werden. Die Ablehnung zeigt nämlich, dass etwas nicht mehr stimmig ist.

Es gibt mehrere mögliche Gründe für eine Ablehnung:

- Die Menge ist zu groß und muss reduziert werden, um ein Drittel, auf die Hälfte oder gar noch mehr.
- Die Zusammenstellung stimmt nicht mehr und macht eine neue Antlitzanalyse oder andere Bedarfserstellung notwendig.
- Es ist Zeit für eine Pause, wenn der Widerstand sehr groß ist.

Hinweis

Sollte bei einer Empfehlung der Mangel eines bestimmten Mineralstoffes übersehen werden, kann es sein, dass der Organismus dann nach diesem „schreit“ und sich die entsprechenden Mangelzeichen besonders stark zeigen!

Einnahmedauer: Das Auffüllen der Speicher

Häufig wird die Frage gestellt, wie lange die Mineralstoffe eingenommen werden sollen, wenn keine spürbare Ablehnung auftritt. Grundsätzlich sind die meisten Menschen bereits zufrieden, wenn die Symptome verschwinden. Wenn durch die Einnahme der Mineralstoffe die Symptome verschwunden sind, heißt das noch nicht, dass die Speicher im Körper schon ausreichend aufgefüllt sind. Die Krankheit tritt bei der geringsten Belastung wieder auf. Oft wird dann vorwurfsvoll behauptet, dass die Mineralstoffe ja auch nicht viel geholfen hätten, denn sonst wäre man nicht wieder so schnell krank geworden. In Wirklichkeit jedoch hat der-/diejenige sie viel zu kurze Zeit eingenommen.

Nach dem Verschwinden der Symptome müssen die körpereigenen Speicher aufgefüllt werden. Sie sind der Puffer, auf die der Körper bei außergewöhnlichen Belastungen zurückgreift.

Hinweis

Eine gute Gesundheitsvorsorge muss sich um den Aufbau der Substanz, der Widerstandskraft, also um das Auffüllen der Mineralstoffspeicher im Körper kümmern. Dies kann Wochen, Monate oder sogar Jahre dauern, je nachdem, wie „ausgebrannt" oder „verbraucht" man ist.

Wer laufend viel leisten muss, also einen großen Verschleiß an Betriebsstoffen erleidet, sollte die Mineralstoffe ständig nehmen, damit der Körper nicht auf die Reserven (Mineralstoffspeicher) zurückgreifen muss.

Wer den laufenden Bedarf nicht deckt, schafft Hypotheken für die Zukunft. Die Schulden müssen irgendwann einmal eingelöst werden, indem sie entweder zu einer Krankheit führen, oder es kommt zu einem chronischen Leiden, das dann nicht mehr so leicht zu beheben ist.

Erklärung der Reaktionen

Häufig zeigen Menschen, die eine Verbesserung ihrer gesundheitlichen Situation erreichen wollen, mehr oder weniger starke Reaktionen auf therapeutische Maßnahmen. Nicht immer werden diese Reaktionen als Rückmeldungen des Körpers, dass die Therapie anschlägt, angesehen und positiv aufgenommen. Möglich ist sogar, dass jemand durch die Reaktionen so erschreckt, dass er wieder in die gewohnte, aber krankmachende Situation zurückkehrt.

Der Körper wird belastet

Unser Körper hält das Leben so lange aufrecht, wie es ihm möglich ist. Belastungen verhindern aber eine volle Lebendigkeit, denn es müssen Abstriche von den Lebensmöglichkeiten gemacht werden. Diese Abstriche werden nach einer Rangordnung durchgeführt, die die Aufrechterhaltung des Lebens garantiert. Es werden also z.B. zuerst die Haare, Nägel, Zähne oder Knochen nicht mehr optimal versorgt (Mängel) oder aber Beschädigungen nicht mehr repariert, weil der Körper zu wenig Baustoffe oder zu wenig Energie hat.

Wenn dann eine Betriebsstörung im Organismus auftritt, ist sie unserem üblichen Lebenslauf normalerweise „im Weg", und sie wird verdrängt. So werden beispielsweise Schmerzen häufig sofort mit einem Schmerzmittel unterdrückt oder Fieber durch die unmittelbare Gabe von fiebersenkenden Mitteln verhindert. Dadurch erfolgt tatsächlich eine schlagartige, wenn auch nur scheinbare Heilung. Zugleich werden aber auch die wahren Ursachen unterdrückt und nicht erkannt sowie die Ausscheidung aller Gift- und Krankheitsstoffe verhindert.

Alle nicht ausgeheilten Krankheiten werden buchstäblich in den Körper „hineingedrückt".

Am Anfang ist der Entgiftungsapparat im Körper solchen Belastungen noch gewachsen. Sie kosten aber viel Kraft. Man denke nur an die noch wochenlange Erschöpfung nach der Einnahme von starken Medikamenten. Doch wenn der Entgiftungsapparat erschöpft ist, kann er die Belastungsstoffe nicht mehr ausscheiden. Wird der Mensch zusätzlich durch einen schlechten Schlafplatz belastet, dann wird der Stau von Gift-, Ermüdungs- und Belastungsstoffen noch größer. Bereits nach einer oder mehreren Nächten auf einem schlechten Platz stellt sich das Gefühl des Immer-müde-Seins ein, das immer schlimmer wird.

Hinweis

Auf einem schlechten Schlafplatz kann der Organismus die notwendige Entgiftung und Entschlackung nicht durchführen.

Entgiftung und Entschlackung sind lebensnotwendig!

Die Schlackenstoffe müssen aber aus dem Blut, aus der Lymphe und aus der Gewebsflüssigkeit entfernt werden. Nach der systematischen Belastung und Überfüllung des Gewebes, in das die Schlackenflüssigkeit versackt, stehen nur noch die Körperzellen als Deponien zur Verfügung. Diese werden dann Schicht für Schicht belastet. Die Giftstoffe lagern sich im Innern der Zelle nach und nach ab und verursachen damit eine Schädigung des Abwehrsystems, bis „nichts mehr geht".

Wenn der Körper vollgepumpt ist mit Medikamenten, Krankheits- und Belastungsstoffen, kommt es zu Beschwerden wie Medikamentenallergie, Überreaktionen auf schon ganz kleine Mengen von bestimmten Nahrungsmitteln, Bewegungsunfähigkeit oder zu chronischen Leiden.

Die Einnahme der Mineralstoffe (häufig in Begleitung anderer Maßnahmen) setzt im Körper Prozesse der Entschlackung im Sinne von Heilung in Gang. Alle Stoffe, die entgiftet werden müssen, werden ausgeschieden, die schadhaften Stellen „repariert". Natürlich verbrauchen diese Vorgänge viele Mineralstoffe:

- Im Besonderen viel Nr. 3 Eisen phosphoricum, was zu einer leicht erhöhten Temperatur führt.
- Viel Nr. 8 Natrium chloratum, was Schnupfen hervorruft.
- Und viel Drüsenbetriebsstoff, Nr. 4 Kalium chloratum. Das kann einen schleimigen Husten zur Folge haben.

Nach diesen Reaktionen geht es dem Betroffenen dann normalerweise eine kurze Zeit ganz gut.

Alte Schulden müssen eingelöst werden

Schließlich werden die in den Körperzellen zurück- oder aufgestauten Stoffe in Bewegung gesetzt. Die Giftstoffe können jetzt abgebaut werden, da sie nun frei beweglich und dem Stoffwechsel des Körpers wieder zugänglich gemacht werden. Alte Beschwerden und Belastungen, auch Verletzungen und Krankheiten kommen dabei manchmal noch einmal zum Vorschein. Unter Umständen entsteht sogar der Eindruck, dass eine alte Krankheit wieder aufträte, denn man fühlt sich so krank wie zu der Zeit, als man die Krankheit tatsächlich hatte. Symptome der Krankheit oder die Gefühle, die diese begleiteten, plagen einen plötzlich wieder. Allerdings nicht mehr so schlimm wie zur Zeit der Belastung selbst, und sie hören ohne besondere Einflussnahme wieder auf.

Man denke in diesem Zusammenhang etwa an die Probleme, die das Aufgeben des Rauchens begleiten. Mit wie vielen Problemen, auch gesundheitlichen, hat der Betroffene zuerst zu kämpfen, obwohl er für seinen Körper etwas Gutes tut.

Der Abbau tiefer liegender Schichten erfolgt im Krebsgang: Zunächst werden die jüngsten Schichten abgebaut und danach immer ältere. Diese Vorgänge können lange dauern. Zwischen den Reinigungen tritt immer wieder eine Erholungspause ein. Die Energie des Menschen „schiebt“ und lässt dann wieder locker.

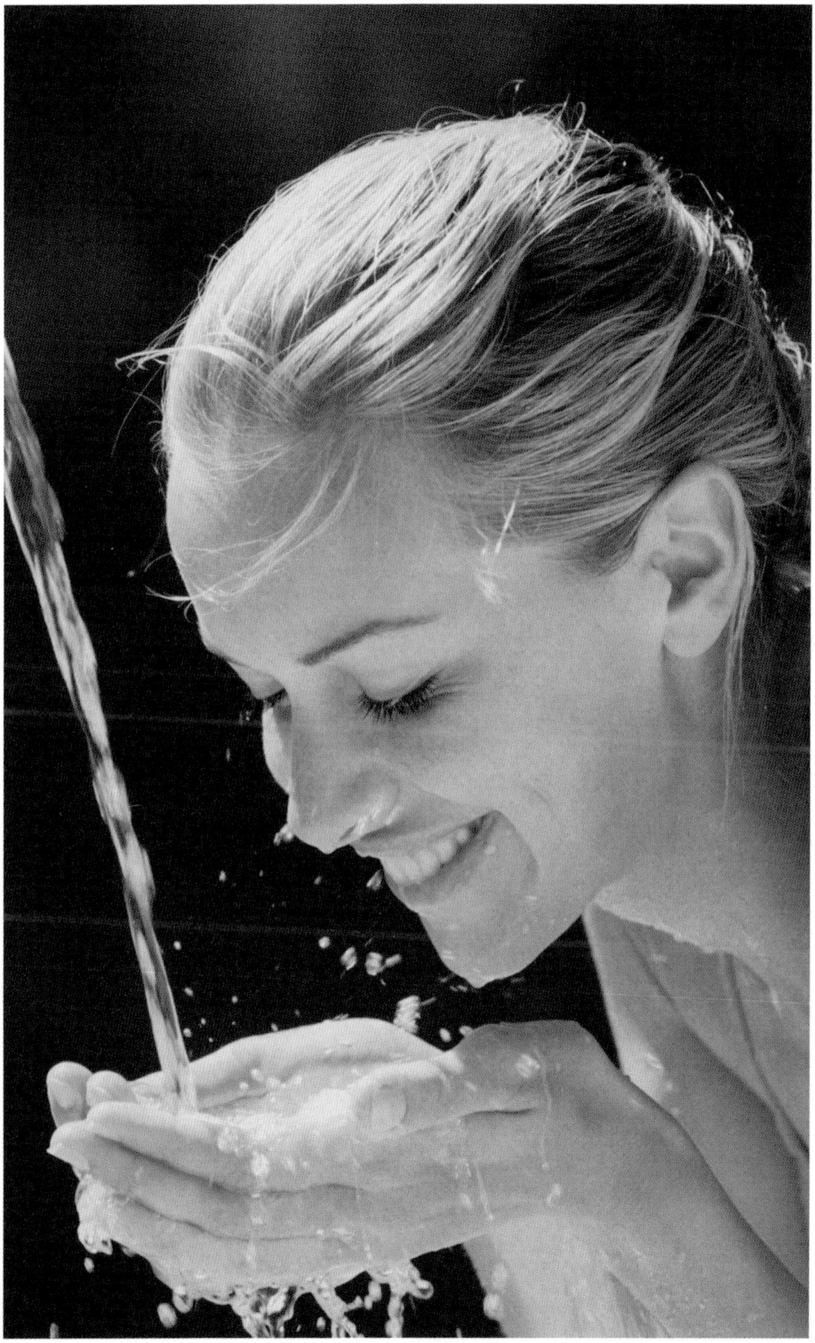

Die Mineralstoffe

Es gibt 12 Hauptmineralstoffverbindungen in der Heilweise von Schüßler. Dies sind jene Mineralstoffe, die für den Körper am wichtigsten sind. Sie machen auch den größten Teil des Bestandes an Mineralstoffen im menschlichen Körper aus, der durchschnittlich 6 % des Gewichtes beträgt. So hat ein circa 70 kg schwerer Mensch ungefähr 4,2 kg Mineralstoffe in seinem Körper. Mit den Mineralstoffen nach Dr. Schüßler füllen wir nicht diese Mengenmineralstoffe auf, sondern die Mineralstoffe in der Zelle, die dem Organismus fein verteilt, als einzelne Moleküle, angeboten werden müssen. Die Mineralstoffe innerhalb der Zellen steuern dann die Mineralstoffe außerhalb der Zellen; ein ausgewogener Mineralstoffhaushalt ist die Folge.

Wirkungsbereiche der einzelnen Mineralstoffe

Damit Sie sich rasch einen Überblick über den einzelnen Mineralstoff erwerben können, haben wir aus der Fülle von Informationen bestimmte Punkte herausgesucht, die uns besonders wichtig sind.

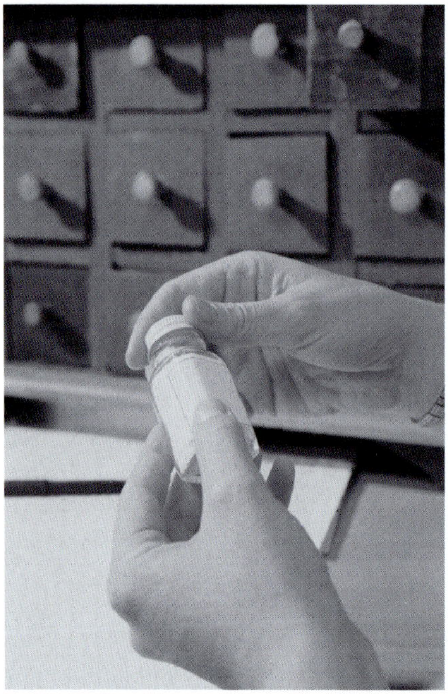

Mineralstoffe erfüllen bestimmte Aufgaben.

Eine Wanderung aus den Verstrickungen der Seele zu ihrer Befreiung (Psycho-)

Manchmal ist das Verhalten eines Menschen durch Zwänge gekennzeichnet. Es scheint, als ob er nicht anders könne, obwohl es sich oft um eigenartige oder gar kuriose Verhaltensweisen handelt. Es werden bei diesen einseitigen, verkrampften, versteiften Lebensweisen sehr viele bestimmte Mineralstoffe verbraucht. Die „Reibungsverluste im Leben" sind dann sehr hoch. Meistens rühren diese Blockaden für die Lebendigkeit aus einer belasteten Kindheit oder von späteren, sehr stark belastenden (traumatisierenden) Erlebnissen her.

Innere und äußere Zwänge üben starken Einfluss auf den Körper aus.

Das alles wirkt sich auf den Körper aus (-somatik)

Allerdings zeigen sich im Körper nicht nur Mängel, die auf der so genannten psychischen Ebene ihre Ursachen haben. Ja, es wäre sogar äußerst problematisch, jeden Mineralstoffmangel in erster Linie psychisch zu deuten. So sind in dem zweiten Abschnitt jeweils die Störungen vor allem des weiblichen Körpers zusammengefasst, die sich aufgrund eines Mangels zeigen können.

Biochemische Zusammenhänge

Auf der körperlichen Ebene haben die Mineralstoffe bestimmte Aufgaben. Werden diese nicht mehr ausreichend erfüllt, kann durch die auftretenden Störungen festgestellt werden, an welchen Stoffen ein besonderer Mangel herrscht.

Die 12 bedeutendsten Mineralstoffe

Nr. 1 – Calcium fluoratum

Psyche

Thema: Der gute Eindruck. Für Mädchen steht Schönheit leider allzu oft im Mittelpunkt. Auch die junge Frau ist häufig, gesellschaftlich bedingt, regelrecht darauf getrimmt, ihre Schönheit hervorzuheben und durch Schminken und Make-up ihre angeblichen Makel zu verbergen, um dem Schönheitsideal ihrer Zeit möglichst nahe zu kommen. Durchgestylte Models, lanziert von einer finanzkräftigen Mode- und Kosmetikindustrie, sorgen dafür, dass jede Frau weiß, was zur Zeit als „schön" gilt.

Leben sei nur durch die Erfüllung von bestimmten Bedingungen etwas wert, lautet die Lehre dieser Werbewelt, und die Anerkennung bei anderen wird zum Mittelpunkt des Lebens oder zumindest sehr wichtig. Das ganze Leben wird manchmal diesem Zweck untergeordnet. Kleider, Make-up, Frisur oder Haltung, alles wird danach ausgerichtet, einen guten Eindruck zu erwecken. Der gute Eindruck verlangt aber auch eine höchst angepasste Lebensführung. Die Leistung des „braven" Mädchens ist enorm und führt zu einer Frau mit Mangel an Flexibilität, die sich in angepassten Lebensnormen versteift. Es entsteht dabei auch eine Spannung an der Oberfläche des Körpers.

Die Elastizität auf der körperlichen Ebene steht der Flexibilität auf der psychischen Ebene gegenüber.

Befreien kann sich die Frau durch die Grundhaltung: „Ich darf davon ausgehen, dass mir der andere wohlgesinnt ist! (Sollte das ausnahmsweise nicht der Fall sein, habe ich die Fähigkeit, das zu spüren.)" Die Anwendung dieses Satzes bewirkt eine Lockerung der inneren Spannung.

Körper

Verhärtete Sehnen (z.B. eingezogene Finger), durchsichtige Zahnspitzen, Schwielen, Schrunden, Hornstoffaustritt (besonders an den Fersen), Hornhaut, Risse auf Händen und Lippen, Fischschuppen (weiße kleine harte Schuppen auf der Oberfläche der Körperhaut), Überbeine, Plattfüße, Senkfüße, Krampfadern, Hämorrhoiden, Karies, übermäßig biegsame oder splitternde Fingernägel, einknickende Knöchel, Bänderdehnung (Schlottergelenke), leicht umknickende Knöchel, lockere Zähne (die Zähne werden im Kiefer durch elastische Bänder gehalten), Organsenkungen (Gebärmuttersenkung).

Biochemische Zusammenhänge

Dieser Mineralstoff ist für die Elastizität zuständig, also wenn sich etwas dehnen und wieder zusammenziehen muss wie die Adern, die Bänder und Sehnen. Er bildet die schützenden Hüllen, die harte Oberfläche der Knochen, den Zahnschmelz, die Oberfläche der Haut (Epidermis). Außerdem bindet Calcium fluoratum im Körper den Hornstoff, das Keratin. Bei einem Mangel an diesem Mineralstoff tritt der Hornstoff an die Oberfläche und bildet Schwielen oder Hornhäute.

Hinweis	Wessen Elastizität stark strapaziert wird, z. B. Frauen in der Schwangerschaft, sollte besondere Vorsorge treffen.

Nr. 2 – Calcium phosphoricum

Psyche

Thema: Die Angst – gibt es mich wirklich? Kinder werden von den Erwachsenen oft nicht als gleichwertige Personen betrachtet, die aber sehr wohl eine ihrem Alter entsprechende, aber doch ernsthafte Beachtung und Wertschätzung zur gesunden Entwicklung ihrer menschlichen Würde brauchen. Gerade bei Mädchen besteht die Gefahr, dass sie nicht in ihrer Einzigartigkeit erkannt werden, sondern nach ihrem Geschlecht in eine Schublade gesteckt werden: Mädchen spielen mit Puppen, sie laufen nicht brüllend durch die Gegend und pfeifen nicht wie Lausbuben. Sie dürfen nicht wild sein. Das Kind merkt, dass es nicht in seiner Einmaligkeit gesehen wird. Es hat Angst, denn wer nicht gesehen wird, den gibt es gar nicht (die eigene Existenz wird gefühlsmäßig nicht gespürt).

Wenn Menschen überhaupt nicht gesehen werden, auch wenn sie sich noch so sehr bemühen, einen guten Eindruck zu machen, dann wird die Not immer größer. Der Anspruch an das Leben wird auf ein Minimum reduziert und das Bestreben auf Reaktionen der Umgebung ausgerichtet. Es genügt dann schon, dass der andere überhaupt reagiert, um die Existenz des eigenen Lebens zu bestätigen. Der belastende Satz in dieser Beziehung heißt: „Und wenn ich dich bis zur Weißglut reizen muss, aber du wirst auf mich reagieren!“ Bei Kindern kann das bei der Verwendung problematischer Wörter beobachtet werden, indem sie diese nicht nach dem Inhalt, sondern nach deren Wirkung verwenden. Im Hintergrund steht auch bei Erwachsenen die Angst um die eigene Existenz. Die befreiende Einstellung zu diesem Mineralstoff heißt: „Ich darf grundsätzlich davon ausgehen, dass mich der andere sieht und meine Bedürfnisse wahrnimmt!“

Die Verkrampfung der Muskeln kann in direktem Zusammenhang mit Ängsten stehen.

Körper

Eiweißallergie, Milchallergie, Blutarmut, Aufbaumittel nach schweren Kranbkheiten, Schlafstörungen, Muskelkrämpfe, Taubheitskribbeln, Wetterempfindlichkeit, sehr schneller Schweißausbruch, bellender Husten (vor allem bei Kindern), zu schneller Pulsschlag, Nervosität, Verspannung im Rücken (vor allem im Nacken- oder Lendenwirbelsäulenbereich), Spannungskopfschmerz, Osteoporose, durchsichtige Zahnspitzen.

Biochemischer Zusammenhang

Dieser Mineralstoff bindet Eiweiß für den organischen Aufbau. Bei einem Mangel wird das Eiweiß nicht verarbeitet, sondern die Eiweißflocken werden im Körper angeschwemmt, was zu einer starken Gewichtszunahme führen kann (Dickleibigkeit, ohne fett zu sein). Calcium phosphoricum ist das wichtigste Mittel für den Knochenaufbau sowie für die Blutbildung und den Zellaufbau zuständig. Es ist der Betriebsstoff für die willkürlichen Muskeln.

Hinweis

Besteht ein besonderes Bedürfnis nach Geräuchertem, Ketchup oder Senf, dann ist der Mangel an diesem Mineralstoff besonders groß.

Nr. 3 – Ferrum phosphoricum

Psyche

Thema: Reibung mit der Welt. Die durch die beiden ersten Mineralstoffe begründete Existenz kommt nun mit der Welt in Berührung. Dabei gibt es verschiedene Möglichkeiten. Eine Scheu, an die Welt heranzutreten, hat mit diesem Mineralstoff nichts zu tun. Aber wer sich unverhältnismäßig und ohne Augenmaß mit der Welt auseinander setzt, verursacht viel Reibung, damit auch hohe Energieverluste und einen hohen Verbrauch an Ferrum phosphoricum. Es ist nicht einfach, wenn eine temperamentvolle Frau mit einem Mann, der ein langsameres Lebenstempo hat, zusammenlebt. Da kann sie schon „heiß" laufen. Hier geht es aber nicht nur um das Tempo der anderen, sondern auch um das eigene: wie man sich entwickelt, arbeitet und den Anforderungen der Welt stellt. Stimmt das mit der Umgebung nicht überein, gibt es Probleme. Die befreiende Einstellung zu diesem Mineralstoff heißt: „Ich darf mich mit der Welt so intensiv auseinander setzen, wie es mir möglich ist!"

Die Auseinandersetzung beziehungsweise Reibung mit der Welt ist das zentrale Ereignis bei Ferrum phosphoricum.

Körper

Ferrum phosphoricum ist *das* Mittel für die erste Hilfe, wenn die Auseinandersetzung mit der Welt auf der körperlichen Ebene zu heftig war! Auch bei Verletzungen und Schmerzen ist der Mineralstoff hilfreich. Beginnende entzündliche Prozesse und frische Wunden, aber auch infektiöse Kinderkrankheiten im Anfangsstadium werden günstig beeinflusst. Vorbeugend genommen stärkt der Mineralstoff die Widerstandskraft des Körpers (z. B. bei Verkühlung). Eisenmangel tritt häufig während der Menstruation auf. Weiter ist Ferrum phosphoricum geeignet bei Entzündungen, leichtem Fieber (bis 38,8 °C), Angina, allen infektiösen Krankheiten im Anfangsstadium, Ohrenschmerzen, Mittelohrentzündung, Rauschen im Ohr, pulsierendem Pochen

(Kopfschmerzen), mangelnder Konzentrationsfähigkeit, Sonnenunverträglichkeit, Durchfall oder Verstopfung.

Biochemischer Zusammenhang

Eisen ist nicht nur für Sauerstoff das „Transportschiff", sondern auch für andere Stoffe. Es unterstützt den Transport aller im Körper beförderter Mittel überhaupt. Wenn also durch besondere Beanspruchung, z. B. Kälte im Winter, sehr viel Eisen aus den Speichern verbraucht wurde und auch die Substanz schon „angeknabbert" ist, steht von diesem Mineralstoff nicht mehr viel zur Verfügung. Kommt es jetzt zu zusätzlichen Belastungen, muss der Organismus zu einer Notmaßnahme greifen. Er erhöht die Betriebstemperatur, was für uns Fieber bedeutet. Bei einer Gabe von der Nr. 3 wird also nicht das Fieber bekämpft, sondern der Mangel behoben, der den Organismus zwang, eine Erhöhung der Temperatur vorzunehmen. Ist der Mangel behoben, braucht der Organismus die Betriebstemperatur nicht mehr zu erhöhen.

Hinweis

Alle Stoffe, die den Stoffwechsel ankurbeln, wie z.B. Kaffee, schwarzer Tee oder das Theobromin im Kakao, erhöhen den Verbrauch an Ferrum phosphoricum erheblich.

Nr. 4 – Kalium chloratum

Psyche

Thema: Gefühle. Um die Qualität der Reibung der Welt wahrnehmen zu können, brauchen wir das Fühlen. Bei einer problembeladenen Entwicklung kann der heranwachsende Mensch nicht zu seinen eigenen Gefühlen stehen. Das betrifft Jungen wie Mädchen. Während Jungen eher zur Härte neigen, tendieren Mädchen oft zur Übertreibung der Gefühlswelt.

Aus der gesellschaftlichen Situation der Frau heraus war es ihr möglich und erlaubt, Gefühle zu zeigen. Da ihr im öffentlichen Leben keine Wertigkeit zukam, war es nur natürlich, dass sie versuchte, wenigstens zu Hause eine gewichtige Stellung einzunehmen. Da Frauen eine eigene Art Klugheit besitzen, lernten sie, die ihnen „gestattete" Gefühlswelt als Waffe gegen den Mann einzusetzen, um das zu erreichen, was mit Willensäußerungen nicht möglich war. Das „hysterische Weib" durfte schon einmal übertrieben ihre Meinung sagen und mit Weinen konnte man den Beschützerinstinkt des Mannes wecken. Diese Gegebenheit, dass Frauen indirekt ihre Wünsche äußern mussten, haben ihnen den Ruf eingebracht, manipulativ, unehrlich und undurchschaubar zu sein. – Das unergründliche Geheimnis Frau.

Durch diese schauspielerische Leistung, die den Mädchen auch heute noch von der Mutter oft vorgespielt wird, verlernen sie den Zugang zu ihren wirklichen Gefühlen, besonders zu solchen Gefühlen, die sie nicht beherrschen können. Echte, wahre Gefühle als qualitative Stellungnahme des Menschen zu Erfahrungen mit seiner Umwelt sind nicht beherrschbar, sie ereignen sich. Frauen können aber oft nicht damit umgehen, sie verdrängen die auftauchenden Gefühle und leben mit einer Gefühlswelt, die angelernt und aufgepfropft ist. Eine Befreiung aus einer solchen Haltung ist über das Zurückfinden zu den ureigensten Gefühlen möglich: „Ich brauche keine Angst vor meinen Gefühlen zu haben und kann darauf vertrauen, dass ich nach einer Zeit der Unsicherheit und Ungeschicklichkeit lerne, mit meinen Gefühlen gut und angemessen umzugehen, ohne sie zu verdrängen."

Die Gefühlswelt und ihre Auswirkung auf den Drüsenhaushalt sowie die Empfindsamkeit des Menschen spielen eine große Rolle für die Gesundheit.

Körper

Blutverdickung, Schwerhörigkeit, Neigung zu Übergewicht, Drüsenschwellungen, schleimiger Husten, Bronchitis, weißer Zungenbelag, weiche Schwellungen, weißer Schleim, Fäden ziehender Speichel, Couperose, Besenreiser, Förderung des Stillens.

Biochemischer Zusammenhang

Kalium chloratum bildet den Faserstoff, indem die Eiweißbausteine, die durch Nr. 2 Calcium phosphoricum gebildet wurden, zu Fasern zusammengefügt werden. Kalium chloratum ist ein bedeutender Betriebsstoff für die Drüsen im Körper und bindet chemische Gifte. Es ist das Mittel für das zweite Stadium einer Krankheit, wenn die Gefahr besteht, dass sie sich im Körper festsetzt.

Hinweis

Alles, was die Drüsentätigkeit beeinflusst, z. B. elektromagnetische Strahlung, Milch, Kakao, belastet den Haushalt dieses Mineralstoffes.

Nr. 5 – Kalium phosphoricum

Psyche

Thema: Energie fürs Leben – Mut zum Leben. Kalium phosphoricum liefert die Energie, mit der die Auseinandersetzung mit der Welt betrieben wird. Vor allem bei Menschen, die Ideale verwirklichen wollen, kommt es zu einem äußerst belastenden Verbrauch an Kalium phosphoricum. Ideale haben ihren Wert, aber sie müssen auf jenes Maß reduziert werden, das dem Menschen zu leben möglich ist.

Frauen sind sozusagen schon fast erblich mit Idealen belastet. Besonders erdrückend sind für uns die „gute Mutter", „die Frau, die sich für ihre Familie aufopfert", aber auch Ideale, wie die Reinheit der „Heiligen Mutter" machen oder machten uns schwer zu schaffen. Das Tückische an Idealen ist, dass man daran scheitert, sich verbraucht, ausbrennt, wenn man sie erfüllen will. Das Burn-out-Syndrom oder gar die Erschöpfungsdepression können auch hier angesiedelt werden.

> Ein zu großer, unangemessen übertriebener Einsatz im Leben ist mit einem Schwinden der Lebenskraft verbunden.

Die befreiende Einstellung zu diesem Mineralstoff heißt: „Ich muss nicht mehr von mir verlangen, als ich zu leisten im Stande bin!"

Körper

Als „Generalmittel" spendet Kalium phosphoricum bei allen seelischen und körperlichen Erschöpfungszuständen Energie. Der Mineralstoff kommt in allen Gehirn- und Nervenzellen, im Blut und in den Muskeln vor. Seine Einnahme ist angebracht bei Platzangst, Lähmungserscheinungen, schlechten Nerven, Mundgeruch (der nicht vom Zähneputzen verschwindet), Zahnfleischbluten, Zahnfleischschwund, ständigem Hungergefühl (auch nach dem Essen), hohem Fieber (über 38,5 °C).

Biochemischer Zusammenhang

Dieser Mineralstoff ist für den Körper das Antiseptikum. Wenn eindringende Krankheitskeime eliminiert oder etwas desinfiziert werden muss, braucht der Organismus dringend Moleküle von Nr. 5. Üblicherweise stehen sie zur Verfügung. Wurden sie aber z. B. durch sehr große Beanspruchung verbraucht – es ist ja auch das Energiesalz –, muss Gewebe abgebaut werden, damit der Organismus an die notwendigen Moleküle herankommt. Das geschieht bei sehr hoher Temperatur, damit dann auch der Transport schnell erfolgen kann. Wenn bei solchen Vorgängen Kalium phosphoricum verabreicht wird, wird nicht das hohe Fieber bekämpft, sondern dessen Notwendigkeit aufgehoben.

Kalium phosphoricum bindet im Körper Lezithin und ist damit auch für die Leistungsfähigkeit der Nerven, vor allem des Gehirns, zuständig.

Hinweis

Vor und nach jeder starken Beanspruchung oder Belastung, vor allem während und nach einer Schwangerschaft, sollte Kalium phosphoricum reichlich eingenommen werden.

Nr. 6 – Kalium sulfuricum

Psyche

Thema: Luft zum Leben. Wird dem heranwachsenden Menschen jene Achtung entgegengebracht, die seinen Wert respektiert, kommt seine Würde zum Tragen. Da das aber leider nur in den wenigsten Fällen praktiziert wird, treten Zerrformen des Lebens auf. Das Erfüllen der Erwartungen der anderen wird dann zur Erlangung der nötigen Beachtung missbraucht. Hier sind Mädchen und Frauen gefährdeter als Jungen und Männer. Jede Frau spürt, dass sie die Ideale, die ihr übergestülpt wurden, nicht erfüllen kann. Sie versucht dann häufig als Kompensation zumindest die Erwartungen zu erfüllen, die sie in ihrer Umgebung beobachtet. So wird dann das Erfüllen von Erwartungen zum Lebensinhalt, ja es wird der lebensbegründende Hintergrund. In einer Aufmerksamkeitshaltung den anderen und der Welt gegenüber wird versucht, in angespannter, ja im Extremfall den Atem anhaltenden Haltung keine Erwartung zu übersehen. Diese Aufmerksamkeitshaltung führt übertragen auf den Körper buchstäblich zu Atemnot. Und die Betroffenheit, wieder einmal etwas übersehen zu haben, hat eine ängstlich kreisende Bauchspeicheldrüse zur Folge, die sich als „Magendrücken", „Magenschmerzen" oder „Magenbrennen" äußert, wenn uns die Angst so richtig in den Bauch fährt, weil die Bauchspeicheldrüse nicht direkt gespürt wird.

Die Erfüllung der Erwartungen der anderen kann so belastend sein, dass einem buchstäblich die Luft wegbleibt.

Die befreiende Einstellung zu diesem Mineralstoff heißt: „Die eigenen Bedürfnisse haben ein Recht, im Leben umgesetzt zu werden, und sind nicht unbedingt den Interessen anderer im Wege. Sie sind auch nicht gegen das Leben anderer gerichtet."

Körper

Lufthunger, Klaustrophobie, das ist die Angst vor engen Räumen, z. B. im Lift, in Seilbahnkabinen und bei Tunnelfahrten. (Angst vor engen Räumen kann auch bei einer Umklammerung auftreten, wobei Nr. 2 hilft.) Schuppen auf der Haut auf klebrigem gelblichem bis bräunlich-gelblichem Untergrund, Hautkrankheiten, Unverträglichkeit gegen Feuchtigkeit, Asthma, Pigmentflecken (Ablagerungen in der Haut), Muttermale, Muskelkater, Schuppenflechte, Neurodermitis, Darmpilz, Völlegefühl nach dem Essen, Übelkeit durch Aufregung, Probleme mit der Bauchspeicheldrüse.

Biochemischer Zusammenhang

Kalium sulfuricum ist wichtig für die Sauerstoffübermittlung in die Zelle und sorgt dadurch für eine regelmäßige Zellerneuerung. Er ist *der* Betriebsstoff der Bauchspeicheldrüse. Die Langerhans'schen Inseln benötigen den Mineralstoff für die Produktion des Insulins. Außerdem ist er an der Pigmentierung der Haut beteiligt. Er ist das Mittel für das dritte Stadium einer Krankheit, wenn sie sich schon im Körper festgesetzt hat, also chronisch ist.

Dieser Schüßler-Mineralstoff löst die Schlacken aus den Zellen. Er wird deshalb überall dort eingesetzt, wo der Stoffwechsel behindert oder träge geworden ist, aber auch bei Gesundheitsstörungen oder Krankheiten, die nicht so recht herauskommen oder heilen wollen.

Während Nr. 3 für den Sauerstofftransport im Blut zuständig ist, hält Nr. 6 den Sauerstoff in der Zelle. Wenn von diesem Mineralstoff wenig vorhanden ist, entsteht ein übergroßer Bedarf an frischer Luft, um das Sauerstoffdefizit in der Zelle auszugleichen. Der Organismus braucht dann nicht so viel Sauerstoff in der Zelle festhalten, weil ihm stets genug zugeführt wird. Wer an einem solchen Mangel leidet, meidet auch Situationen, in denen unter Umständen wenig „Luft" zur Verfügung steht, wie große Menschenansammlungen oder kleine Räume.

Hinweis

Alle Verbrennungsrückstände, wie sie z. B. beim Rauchen oder beim Genuss von Geräuchertem oder Kaffee in den Körper gelangen, benötigen zu ihrer Verarbeitung und Ausscheidung viel Kalium sulfuricum.

Nr. 7 – Magnesium phosphoricum

Psyche

Thema: Schäm dich! Viele haben Angst vor dem Versagen, davor, die Erwartungen nicht erfüllen zu können, bloßgestellt oder beschämt zu werden. Diese Ängste können den Menschen so erfüllen, dass kein Raum für etwas anderes bleibt. Das Schämen ist uns Frauen schon fast in die Wiege gelegt worden. Mädchen müssen sich schämen, wenn sie wild sind, Frauen, wenn sie den gesellschaftlichen Ansprüchen nicht gerecht werden. Diesem Schämen für angebliche Unzulänglichkeiten sollte endlich ernsthaft entgegengetreten werden. Wo bleibt denn die Verantwortung jedes Menschen für sein eigenes Leben und für seine Umwelt? Wenn er sich andauernd schämen muss, wird er indirekt entmündigt.

Die befreiende Einstellung zu diesem Mineralstoff heißt: „Ich muss nicht mehr können, als ich in mir vorfinde. Aber ich werde verbessern, was mir möglich ist, meine Lebensmöglichkeiten erweitern und mein Leben in die Hand nehmen."

Körper

Lampenfieber, Schokoladenhunger, unwillkürliche Verkrampfungen (Bauchschmerzen, Koliken, Regelkrämpfe, Angina pectoris, Migräne im Anfangsstadium), Juckreiz (entspannt die Oberflächenspannung der Haut), blitzartige Schmerzen, Kloßgefühl im Hals (Globusgefühl), Schlafstörungen, Blähungen.

> Der Anspannung, ob für die Erfüllung der Erwartungen auch ausreichend Können vorhanden ist, stehen auf der körperlichen Ebene blitzartige oder kolikartige Schmerzen gegenüber.

Biochemischer Zusammenhang

Nr. 7 ist das Betriebsmittel für die unwillkürliche Muskeltätigkeit und deshalb zuständig für die Tätigkeit der Drüsen, der Nerven, der Peristaltik des Darmes und der Herzmuskulatur. Vor allem ist Magnesium phosphoricum für die Wehentätigkeit während der Geburt wichtig. Bei allen plötzlich auftretenden, einschießenden, bohrenden und krampfartigen Schmerzen ist Nr. 7 angezeigt. Magnesium steuert auch das vegetative Nervensystem.

Für Muskelkrämpfe (z. B. Wadenkrämpfe) ist im Allgemeinen Calcium phosphoricum zuständig. Mithilfe des Magnesium phosphoricums in Form der „heißen 7" kann allerdings eine Erleichterung bewirkt werden. Der zugrunde liegende Mangel wird dabei nicht aufgefüllt.

Hinweis

Starke elektromagnetische Belastungen (Elektrosmog) verbrauchen sehr viel von diesem Mineralstoff. Heißhunger auf Schokolade stellt ein besonderes Kennzeichen eines Mangels an Magnesium phosphoricum dar.

Die „heiße Sieben“

Magnesium phosphoricum ist der einzige Mineralstoff, der in bestimmten Fällen eine besondere Einnahmeform verlangt. Dabei werden 7–10 Tabletten in heißem Wasser, das kurze Zeit gekocht wurde, aufgelöst und diese Lösung so heiß wie möglich „schlückchenweise“ eingenommen. Darunter ist zu verstehen, dass möglichst kleine Flüssigkeitsmengen in den Mund genommen und so lange wie möglich dort behalten werden, damit die Mineralstoffe über die Mundschleimhäute resorbiert werden können. Am besten verwendet man einen Kinderlöffel, aber nicht aus Metall! Bei größeren Mengen wird das Schluckbedürfnis bald übermächtig und nachdem die Lösung geschluckt wurde, können die Mundschleimhäute die so dringend benötigten Mineralstoffe nicht mehr aufnehmen. Magnesium phosphoricum wirkt als „heiße 7“ bei kolikartigen oder krampfartigen Schmerzen besonders schnell.

Nr. 8 – Natrium chloratum

Psyche

Thema: Ich will endlich bei dir ankommen! Die Frau, die gelernt hat, die Erwartungen ihrer Lieben zu erfüllen, oder sich dafür schämt, weil ihr das nicht immer gelingt, merkt irgendwann, dass alle ihre Bemühungen, endlich beim anderen anzukommen, scheitern. „Ich kann tun, was ich will, es ist nie genug, ihr seid nie zufrieden!“

Dieser Mineralstoff hängt eng mit Sensibilität und Verletzlichkeit zusammen. Das Gefühl, dem geliebten Menschen hinterherzulaufen und dabei als aufdringlich abgelehnt zu werden, erfüllt Frauen mit Resignation oder mit dem Gefühl des Beleidigtseins, wir fühlen uns unverstanden. Die wichtigste Hilfe aus diesem Dilemma besteht darin zu erkennen, dass Erwartungen, die wir anderen unterstellen, nicht wirklich im anderen vorhanden sein müssen. Daher ist es wichtig nachzufragen, ob der andere wirklich will, was ihm unterstellt wird! Dabei findet Begegnung statt und erst jetzt ist es möglich anzukommen. Also keine Wünsche von den Augen ablesen, sondern dem anderen vertrauen, dass er seine Wünsche äußern kann.

Ist die Frau beleidigt, murrt oder schmollt sie, reagiert sie nach außen – sie ist dann meistens verschnupft. Reagiert sie jedoch nach innen und resigniert, kann das unter Umständen Autoimmunerkrankungen auslösen.

Die befreiende Einstellung zu diesem Mineralstoff heißt: „Ich muss die Erwartungen der anderen nicht erraten, sondern ich kann sie fragen.“

Körper

Fließschnupfen (wässrig), Hauptmittel bei Heuschnupfen, Nebenhöhlenprobleme, Kälteempfindlichkeit, Empfindlichkeit gegen Luftzug, Bandscheibenschäden, Knorpelschäden, Brandverletzungen (bei frischen Verbrennungen wird ein Brei aufgelegt), Schuppen auf dem Kopf, kalte Hände und Füße, Blasen- und Nierenentzündung, Heißhunger auf salzige und stark gewürzte Speisen, Gelenkgeräusche (Knacken in den Gelenken), viel oder wenig Durst, Schweißregulierung, trockene Haut (feuchtigkeitsarm), salzige, scharfe, brennende Absonderungen, tränende oder trockene Augen, trockene Schleimhäute, Schlundbrennen (Brennen in der Speiseröhre), Geruchs- und Geschmacksverlust, Bluthochdruck, Ödeme, „Wasserbauch“ (österreichisch: „Schlabberbauch“) durch zu viel trinken.

Das Schmollen, ein Verschnupftsein der besonderen Art, hängt unter Umständen auf der körperlichen Ebene mit dem tatsächlichen Schnupfen zusammen.

Biochemischer Zusammenhang

Natrium chloratum reguliert den Flüssigkeits- und Wärmehaushalt, bindet Schleim (Mucin) und bildet die Schleimhäute. Es ist zuständig für den Stoffwechsel der nicht durchbluteten Bereiche des Körpers (Sehnen, Bänder, Knorpel, Bandscheiben, Augen).

Hinweis

Zeichen für einen Mangel sind ein starker Kochsalzgenuss, viel oder wenig Durst. Der Mangel wird verstärkt durch alle Getränke, die im Körper verdünnt werden müssen (z. B. Kaffee, Kakao, Limonaden, Bier, Wein).

Nr. 9 – Natrium phosphoricum

Psyche

Thema: Vom Druck zur Angemessenheit im Leben. Stoßen alle Bemühungen, Zuneigung zu erringen, und die besonders uns Frauen durch die Erziehung mitgegebene Sorge für andere auf Ablehnung, führt das häufig zu mehr oder minder starkem Druck und Zwang. Damit wird genau das Gegenteil des Gewollten erreicht. Der Zwang erzeugt nur noch größere Ablehnung und manchmal endet eine solche Beziehung mit der Trennung. Die Folge ist, dass man „sauer“ ist, in zweifacher Hinsicht. Einmal ist man sauer auf den, der die Beglückung einfach nicht annehmen will. Andererseits ist man sauer auf sich selbst, weil man einfach zu „dumm“ ist, die Erwartungen des anderen zu erkennen. Dadurch wird Druck aufgebaut, wie bei einem Dampfkessel. Die solcherart unter Druck geratene Frau wird zum Feldwebel ihrer Familie, wenn sie ihren Druck offen nach außen bringt. Es gibt aber auch den Druck, der unterschwellig und manipulativ ausgeübt wird. Das Ergebnis ist jedesmal das Gleiche: Säure breitet sich im Körper aus.

Die befreiende Einstellung zu diesem Mineralstoff heißt: „Das Leben richtet sich nicht nach dem Menschen, sondern der Mensch muss sich auf das Leben und seine Forderungen einstellen."

Das unangemessene Ausüben von Druck auf andere oder sich selbst verursacht eine starke Übersäuerung des Körpers.

Körper

Sodbrennen (Brennen im Magen), saures Aufstoßen, Gastritis, Fettsucht, Rheuma, Talgprobleme, Mitesser, Akne, geschwollene Lymphknoten, fette oder trockene Haare oder Haut, chronische Mattigkeit oder Müdigkeit, Heißhunger, Hunger nach Süßigkeiten und Mehlspeisen, sauer riechende Absonderungen des Körpers (Schweiß, Harn, Wundsein bei Säuglingen), Orangenhaut, Gelenkschmerzen, Steinbildung.

Biochemischer Zusammenhang

Nr. 9 baut Zucker ab. Dieser Mineralstoff neutralisiert Säure, was für den Organismus ein unumgänglich notwendiger Vorgang ist. Entsteht im Körper zu viel Säure, muss der Vorrat an diesem Mineralstoff fast vollständig für diesen Vorgang verwendet werden. Dadurch bleibt der dritte wichtige Bereich auf der Strecke, nämlich der Fettstoffhaushalt.

Der Organismus scheidet dann Fett, das er durch den Mangel an der Nr. 9 nicht mehr verarbeiten kann, über die Haut aus. Da dies zu Beginn vor allem das eher minderwertige Fett betrifft, verstopft es beim Austritt aus der Haut die Talgdrüsen und lässt Mitesser entstehen. Wenn die Ausscheidung von Fett lange andauert, entsteht eine sehr fettarme Haut, die jedoch nicht mit einer trockenen Haut (Mangel an Nr. 8) verwechselt werden darf.

Hinweis

Einen überaus großen Einfluss auf den Säurehaushalt des Körpers hat die Ernährung! Versäuernd wirken Süßigkeiten, Mehlspeisen und gezuckerte Limonaden, nach denen bei einem Mangel an diesem Mineralstoff ein großes Bedürfnis besteht!

Nr. 10 – Natrium sulfuricum

Psyche

Thema: Du bist anders! Die Frau, die gelernt hat, ihre Familie „zwangs-zubeglücken“, kann es nur schwer ertragen, dass sich Widerspruch regt, denn sie „weiß“ ja, wo es lang geht. Sie weiß, was richtig und falsch ist, und sie glaubt zu erkennen, wann immer ein Schäflein ihrer Lieben auf dem falschen Weg ist. Ein Abweichen von ihren Vorstellungen bedeutet eine Ungeheuerlichkeit. Sie hat ihre ganze Lebendigkeit zurückgelassen, alles den „richtigen“ Lebensmodellen und Strukturen geopfert und jetzt ist da jemand, der sich über alles hinwegsetzt – sie kommt mit der Wut und dem Hass in Berührung, den sie verdrängt hat, als sie ihr Leben aus Angst vor bestimmten Bezugspersonen sozusagen abgeben musste. Genau dieser Hass stürzt sich auf die Person, die ihre Lebendigkeit bewahren will. Dieser Mensch stellt ja jetzt ihr gesamtes Lebenskonzept in Frage! Und das ist unerträglich!

Sie ist voller Zorn und Wut und muss die Folgen auf der körperlichen Ebene tragen. Auch diese starken Gefühle können sich nach zwei Seiten richten: entweder gegen den anderen, der dann diesen Gefühlsausbrüchen ausgeliefert ist oder gegen das eigene Leben. Dann ist die Deutung vielleicht nicht so falsch, dass Gallensteine die Versteinerungen der gegen das eigene Leben gerichteten Haltung sind.

> Aufsteigende Wut und Hass stehen auf der körperlichen Ebene im Zusammenhang mit der Leber.

Die befreiende Einstellung zu diesem Mineralstoff heißt: „Der andere ist anders als ich. Das gefährdet weder ihn noch mich. Ich bin anders als er und lebe daher auf meine eigene Art.“

Körper

Verschlackung (stinkende Winde), Durchfall, zerschlagenes Gefühl in den Gliedern (beginnende Grippe), verschwollene Augen (vor allem morgens), geschwollene Tränensäcke, Vergiftungskopfschmerz (Kater), Reißen und Ziehen in den Gelenken, Gicht, Rheuma, Schuppenflechte, Neurodermitis, hohe Blutzuckerwerte, geschwollene Beine, Regulation der Fließfähigkeit des Blutes durch Entzug von überflüssigem Wasser, Druck im Ohr, offene Beine (Unterschenkelgeschwüre), Juckreiz auf der Haut, juckende, beißende Ekzeme, Urtikaria, Fieberblasen und Herpes (Salbe!), Warzen, Muttermal.

Biochemischer Zusammenhang

Im Gegensatz zu Nr. 8 (Kochsalz), das die Körperzellen im richtigen Maß mit Wasser versorgt und Gifte ausscheidbar macht, transportiert Nr. 10 überflüssiges Wasser aus dem Körper ab. Damit ist es das Mittel für die Entschlackung und die Ausscheidung von Giften und auch ein wichtiges Mittel zur Unterstützung von Leber und Galle. Schlacken oder Giftstoffe werden in Lösung gehalten und lassen Finger, Hände, Beine und Tränensäcke anschwellen. Mit Hilfe von Nr. 10 kann die Leber die belastenden Stoffe umbauen und ausscheidbar machen, wodurch die Schwellungen zurückgehen. Es hat auch Einfluss auf den Zuckerhaushalt der Leber, nämlich den Speicherzucker, das Glykogen.

Nr. 11 – Silicea

Psyche

Thema: Ich kann nur mein Leben leben! Die dauernde Angst etwas falsch zu machen, führt zu einer gewissen Ratlosigkeit, was denn jeweils verlangt wird. Eine Frau in einer solchen Situation will Freundlichkeit, Harmonie, Ruhe – endlich Ruhe – und begnügt sich mit recht oberflächlichen Kontakten oder mit harmonischen, funktionierenden Beziehungen, die eher die Form eines Arrangements haben. Jede Spannung und jeder Streit werden versucht zu unterbinden, alles wird aus dem Weg geräumt, was zu Konflikten führen könnte. Dadurch wird dieser Mensch zur idealen Partnerin in einem symbiotisch (aufeinander klebend) verstandenen Liebesideal. Die Frau ist für alles zuständig, damit nur keine Turbulenzen entstehen.

Die befreiende Einstellung zu diesem Mineralstoff heißt: „Du kannst nur dein eigenes Leben leben. Darin liegt deine ganze Verantwortung.“

Körper

Bindegewebsschwäche, Licht- und Geräuschempfindlichkeit, Zucken der Lider und Mundwinkel, gespaltene Haarspitzen, brüchige, sich in Schichten ablösende Nägel, Ischiasschmerzen, Rheuma, stinkender Schweiß (Fußschweiß), Dehnungsstreifen, Schwangerschaftsrisse, Neigung zu blauen Flecken (Brüchigkeit der Aderwände), Ohrgeräusche (pfeifend durch sklerotisch verengte Adern), Leistenbruch (manchmal ist dann auch eine Operation notwendig!).

Biochemischer Zusammenhang

In sämtlichen Zellen des menschlichen Körpers finden sich hohe Anteile an Kieselsäure. Sie ist hauptverantwortlich für den Aufbau und die Festigkeit des Bindegewebes. Das lässt sich vor allem am Zustand der Haut, Haare und Nägel erkennen. Die Haut ist eines der wichtigsten Ausscheidungsorgane des Körpers und daher ein zuverlässiger Spiegel unseres Gesundheitszustandes. Silicea reguliert auch die Leitfähigkeit der Nervenbahnen.

Nr. 12 – Calcium sulfuricum

Psyche

Thema: Außenwelt – Innenwelt. Das Bemühen um den Kontakt zum anderen war erfolglos. Es kommt zum Bruch und in Folge zum totalen Rückzug auf sich selbst oder zu einer totalen Orientierung am anderen, sodass es nicht mehr möglich ist, das eigene Leben wahrzunehmen. Die befreiende Einstellung zu diesem Mineralstoff heißt: „Die Abkapselung hat ihre Ursache in der Angst um sich selbst, die totale Offenheit in der Angst um den anderen:

- Nimmt die Angst um das eigene Leben ab, kann man sich dem anderen immer öfter zuwenden. Damit wird es möglich, sich auf den anderen einzulassen.
- Nimmt die Angst um den anderen ab, steigt der Mut, zum eigenen Leben zu stehen. Das Vertrauen ins eigene Leben wird stärker; der Mut, sich auf dieses einzulassen, wächst."

Hinweis

Ist die Verbindung zwischen Innen- und Außenwelt gestört, zeigt sich das auf der körperlichen Ebene möglicherweise in Abflussproblemen im Gewebe.

Körper

Alle offenen Eiterungen (eitrige Mandel- und Halsentzündung, eitrige Mittelohrentzündung, Abszess, Eiterfistel), chronische Eiterungen, Stockschnupfen, chronische Bronchitis, Zahnfleischentzündung, Rheuma, Gicht und aufgetriebene Entzündungen.

Biochemischer Zusammenhang

Dieser Mineralstoff, der hauptsächlich in Leber, Galle und den Muskeln vorkommt, wirkt schleimlösend und ausscheidungsfördernd. Außerdem ist er für den Abbau von Eiweiß zuständig.

12 Erweiterungsmittel

Im Laufe der Weiterentwicklung der Mineralstofflehre nach Dr. Schüßler wurden weitere Stoffe gefunden, die zum dauernden Bestand des Körpers gehören und deshalb in diese Reihe eingeordnet wurden. Diese zusätzlichen Mineralstoffe sind manchmal eine wertvolle Hilfe und werden deshalb hier angeführt.

Nr.	Name	Empfohlene Potenz	Hauptanwendungsgebiet
Nr. 13	Kalium arsenicosum	D12	Haut, Schwächezustände, Abmagerung
Nr. 14	Kalium bromatum, Kaliumbromid	D12	Haut und Nervensystem, Beruhigungsmittel
Nr. 15	Kalium jodatum, Kaliumjodid	D12	Schilddrüse
Nr. 16	Lithium chloratum, Lithiumchlorid, Chlorlithium	D12	Gichtisch-rheumatische Erkrankungen, schwere nervliche Belastungen
Nr. 17	Manganum sulfuricum	D12	Förderung der Aufnahme von Eisen im Körper
Nr. 18	Calcium sulfuratum	D12	Erschöpfungszustände mit Gewichtsverlust
Nr. 19	Cuprum arsenicosum	D12	Kolikartige Schmerzen, Nierenleiden
Nr. 20	Kalium-Aluminium sulfuricum	D12	Blähungskoliken, belastetes Nervensystem
Nr. 21	Zincum chloratum, Zinkchlorid	D12	Belasteter Stoffwechsel, Menstruationsbeschwerden, Nervenkrankheiten
Nr. 22	Calcium carbonicum	D12	Erschöpfungszustände, frühzeitiges Altern
Nr. 23	Natrium bicarbonicum	D12	Säureüberladung, Schlackenausscheidung
Nr. 24	Arsenum jodatum, Arsentrijodid	D12	Haut: nässende Ekzeme, jugendliche Akne

Zwei Mineralstoffe der Erweiterungsmittel haben besondere Bedeutung und werden deshalb ausführlicher besprochen.

Nr. 15 – Kalium jodatum

Psyche

Thema: Überfordere mich nicht! Die erlernten Modelle, wie das Leben zu sein hat, können starken Druck verursachen, wenn sie unbedingt durchgeführt werden sollen. Der Druck entsteht hauptsächlich zwischen erstem Brust- und letzten Halswirbel. Zwischen diesen beiden Wirbeln tritt der Nerv aus, der die Schilddrüse steuert. Wird der gefühlsmäßige Druck überaus stark, kann die Belastung bis zum Herzen überspringen. Die befreiende Einstellung zu diesem Mineralstoff heißt: „Ich muss nicht mehr Erwartungen erfüllen, als ich erfüllen kann!"

Körper

Die gefühlsmäßige Überforderung belastet die Schilddrüse. Chronischer Räusperzwang (als ob etwas im Halse stecken würde), Druck am Hals (kann sich bis zu Würgegefühlen steigern), Kropf, Herzrasen, hektische, niedergedrückte Stimmung, Weinerlichkeit, innere Unruhe, Unzufriedenheit, Schweißausbrüche, Schwindelgefühle, Übererregbarkeit.

Biochemischer Zusammenhang

Kalium jodatum ist in fast allen Zellen des Körpers enthalten, vor allem in Schilddrüse, Leber, Milz, Nieren, Magen, Haut, Haaren und in den Nägeln. Es beeinflusst die Blutzusammensetzung, senkt erhöhten Blutdruck, dient der Anregung der Herz- und Hirntätigkeit, fördert den Appetit und die Verdauung. Wegen seines Jodgehaltes ist Kalium jodatum ein geeignetes Mittel zur Behandlung von Schilddrüsenstörungen. Auch bei Arteriosklerose und rheumatischen Gelenkschwellungen wird es angewendet.

Nr. 22 – Calcium carbonicum

Psyche

Thema: Ich will! … Das geht nicht immer! Vielfach sind Menschen bereit, ihren Körper weit über ihre Leistungsfähigkeit hinaus zu überfordern. Der hauptsächliche Antrieb für eine solche Überforderung besteht beispielsweise darin, die gesteckten Ziele erreichen zu wollen, keine Abstriche von Forderungen zuzulassen oder bestimmte Vorstellungen verwirklichen zu wollen. Die befreiende Einstellung zu diesem Mineralstoff heißt: „Ich muss keine vorgezeichneten, vorformulierten Vorstellungen vom Leben verwirklichen, sondern immer wieder in jeder Situation neu und angemessen entscheiden."

„Der Weg entsteht beim Gehen!" (Oswald Sprenger).

Körper
Schlupflider, frühzeitiges Altern, chronische Schleimhautkatarrhe der Augen, Ohren und Luftwege, Lymphdrüsenschwellungen, Kindermittel. Es wirkt sehr langsam, aber anhaltend.

Häufig gestellte Fragen

In welchen Potenzen müssen Schüßler-Salze genommen werden?
Dr. Schüßler legte folgende Potenzen fest: Nr. 1, 3 und 11 in D 12, alle übrigen in D6, die Erweiterungsmittel wieder in D12.

Kann durch die Einnahme Durchfall auftreten?
Mit Durchfall reagiert der Organismus auf einen längst fälligen Abtransport von Belastungsstoffen aus dem Körper. Der Milchzucker in den Mineralstoffpastillen bewirkt keinen Durchfall, sondern eine weiche Konsistenz des Stuhles.

Entsteht eine Verstopfung?
Verstopfung kann auftreten, wenn der Organismus alle Flüssigkeit für den verstärkten Betrieb benötigt, der durch die Einnahme der Mineralstoffe nach Dr. Schüßler ermöglicht wird. Es sollte auch überprüft werden, ob die dafür benötigten oder in Frage kommenden Mineralstoffe auch tatsächlich eingenommen werden.

Kann ich durch die Einnahme Sodbrennen bekommen?
Bei der Einnahme der Mineralstoffe nach Dr. Schüßler wird hauptsächlich durch Nr. 9 Natrium phosphoricum die Säure, vor allem im Magen, reguliert. Ist jemand durch einen hohen Säurespiegel im Körper belastet, stellt sich der Organismus sofort auf die Entlastung ein und schüttet die überschüssige Säure in den Magen aus. Es entsteht dann Sodbrennen als Reaktion, jedoch nur so lange, wie im Körper ein Säureüberschuss besteht. Nach einigen Tagen verschwindet es wieder.

Kann eine Abhängigkeit entstehen?
Es entsteht bei einem großen Mangel ein starkes Bedürfnis nach den Mineralstoffen nach Dr. Schüßler, das sich aber mit der Zeit durch das Auffüllen der Speicher verliert.

Beeinträchtigt der Genuss von Kaffee oder Alkohol die Wirkung?
Beides sind Genuß*gifte*, die auf den Stoffwechsel großen Einfluss haben. Sie belasten vor allem die Leber und damit auch den Haushalt an Nr. 10 Natrium sulfuricum. Durch den entstehenden Mangel an diesem Mineralstoff wird vor allem die Ausscheidung von Belastungsstoffen behindert, wenn nicht ganz blockiert, was eine große Belastung für den Organismus darstellt.

Warum muss man von den einzelnen Mineralstoffen verschieden viel nehmen?
Weil die Mängel verschieden groß sind! Es hätte nicht dieselbe Wirkung, wenn von den einzelnen Mineralstoffen jeweils die gleiche Menge genommen würde! Nur zur Gesundheitsvorsorge kann jeweils die gleiche Anzahl von Tabletten jeden Mineralstoffes eingenommen werden.

Wenn die Mineralstoffe aufgelöst werden, muss es dann in Wasser sein?
Wasser ist das beste Lösungsmittel für die Mineralstoffe nach Dr. Schüßler. Jede andere Flüssigkeit beeinträchtigt die Wirkung.

Können auch bei Zuckerkrankheit die Mineralstoffe nach Dr. Schüßler eingenommen werden?
Für Zuckerkranke ist wichtig zu wissen, dass 48 Mineralstofftabletten durch ihren Milchzuckergehalt einer Broteinheit entsprechen. Für zuckerkranke Menschen ist es auch möglich, die Tabletten aufzulösen und so den Milchzucker zu vermeiden (s. S. 28).

Warum stellt sich trotz längerer Einnahme kein Erfolg ein?
Dafür kann es mehrere Gründe geben:

- zu niedrige (homöopathische) Dosierung
- Einnahme der falschen Mineralstoffe
- schlechter Schlafplatz
- Probleme auf Ebenen, die durch Mineralstoffe nicht bearbeitet werden können
- ungesunde Ernährung
- Amalgamfüllungen, ständige Vergiftung im Mundraum
- zwanghafte Strukturen werden nicht verändert
- zu hohe Belastung (Arbeit, Familie, soziales Umfeld)
- weit fortgeschrittene schwere Krankheit.

Äußere Anwendungen der Mineralstoffe

Äußere Anzeichen an bestimmten Mineralstoffmängeln sind meist nur sichtbare Symptome für Störungen im Organismus, die durch den Mangel an lebensnotwendigen Betriebsstoffen hervorgerufen werden.

Nehmen Sie dann die entsprechenden Mineralstoffe ein – wie z.B. Calcium fluoratum gegen rissige Haut – geht der Organismus nach der ihm innewohnenden Weisheit vor und beseitigt die Störungen in der Reihenfolge, wie sie für den Organismus von Bedeutung ist. Dabei kann es natürlich vorkommen, dass die sichtbare Störung erst sehr spät in Angriff genommen wird.

Verlieren Sie dann nicht den Mut und die Geduld; Ihr Organismus benötigt eben eine gewisse Zeit, um die Mängel an Betriebsstoffen wieder auszugleichen.

Parallel zur inneren Anwendung ist daher eine äußere Anwendung häufig sinnvoll, weil die benötigten Betriebsstoffe direkt an Ort und Stelle aufgetragen und über die Haut aufgenommen werden. Eine ausschließlich äußere Anwendung ist jedoch nicht zu empfehlen.

Die Aufgaben der Haut

Die Haut ist mit einer Größe von ungefähr 1,6 Quadratmetern das größte Organ des menschlichen Körpers. Sie hat einen komplizierten Aufbau mit einem hochentwickelten Nervengeflecht, feinen Blutgefäßen und Schweißdrüsen. Die Haut besteht im Wesentlichen aus drei Gewebeschichten (von außen nach innen): die sehr dünne Oberhaut (Epidermis), die bindegewebige Lederhaut (Dermis) und die Unterhaut (Subcutis) sowie die Hautanhangsgebilde (Haare, Nägel, Drüsen). Das in die Unterhaut eingelagerte Fettgewebe dient der Wärmeisolation des Körpers, daneben auch als Druckpolster und zur Speicherung von Reservestoffen. Der Säureschutzmantel der Haut wehrt Bakterien ab.

Die Aufgaben der Haut bestehen unter anderem im Schutz des Organismus gegen Umwelteinflüsse, als Kälte- und Wärmeschutz, zur Wärmeregulierung und als Barrierefunktion (Schutz vor Verletzung, vor Wasserverlust und Austrocknung, vor dem Verlust körpereigener Substanzen wie Eiweiß, Elektrolyte u.a.). Die Haut ist reichlich mit Sinnesrezeptoren ausgestattet, welche dem Zentralnervensystem eine Vielfalt von Wahrnehmungen vermitteln.

Über die Haut ist es möglich, Wirkstoffe aufzunehmen, wenn die Anwendung unter der Körpertemperatur bleibt. Deshalb sollten Sie für Mineralstoffbäder mit Schüßler-Salzen in der Regel eine Badetemperatur knapp unter der Körpertemperatur wählen.

Bäder

Lösen Sie bei entsprechenden Beschwerden die dafür notwendigen Mineralstoffe – von jeder Nummer 10 bis 20 Tabletten – im Badewasser auf. Welche Mineralstoffe Sie nehmen sollten, können Sie entweder aus einem Anwendungsteil unserer Bücher entnehmen, aufgrund der Beschäftigung mit den einzelnen Mineralstoffen selbst bestimmen oder Sie fragen Ihren Mineralstoffberater.

Wir unterscheiden zwischen dem:

Ganzbad
Wichtig ist eine Temperatur, welche unter der Körpertemperatur liegt.

Fußbad
Gemeint ist dabei das Eintauchen der Füße in die Mineralstofflösung. Dieses Bad kann jedoch auf den ganzen Unterschenkel ausgedehnt werden.

Unterarmbad
Es lässt sich leicht in einem Waschbecken durchführen, die Menge der Tabletten ist dementsprechend zu verringern – etwa 5 bis 7 Tabletten je Mineralstoff.

Handbad
Wollen Sie nur die Hände in die Mineralstofflösung tauchen, wie zum Beispiel bei Ausschlägen, rissigen oder wunden Händen, genügt es, eine kleine Schüssel zu nehmen.

Im allgemeinen werden für Hand- und Fußbäder 15 bis 20 Tabletten in warmem Wasser aufgelöst. Das Bad soll nicht länger als zehn Minuten dauern. Wichtig ist dabei, dass der Raum warm ist und beim Fußbad die Knie mit einer Decke gewärmt werden. Während des Badens öffnet sich der Mensch für Entspannung und Lockerung. Deshalb sollten Sie das Bad in einer angenehmen Atmosphäre nehmen, ohne ablenkende Beeinflussung von außen, vor allem ohne Fernsehgerät oder Radio; auch vom Lesen ist abzuraten. Hören Sie lieber entspannende Musik. Bei solchen Gelegenheiten ist es möglich, sich ganz auf den eigenen Körper mit seinen vielen Signalen und Empfindungen einzulassen.

Waschungen

Waschungen sind vor allem für Kranke sinnvoll, die nicht in die Badewanne steigen oder sich zum Fußbad aufsetzen können. Die benötigten Mineralstoffe werden in einer vorbereiteten Waschschüssel aufgelöst.

- Waschungen des ganzen Körpers: Zur Pflege der Haut bei bettlägrigen, vor allem auch fiebrigen Menschen, wenn die Gefahr des Wundliegens besteht.
- Waschungen bestimmter erkrankter Körperteile
- Waschungen des Kopfes: Diese können gut im Waschbecken durchgeführt werden, wenn es um die Unterstützung der Einnahme geht. Die Mineralstoffe haben einen sehr guten Einfluss auf problematische Kopfhaut sowie auf den Haarwuchs.

Auflegen von Mineralstoffen

Werden die Tabletten in Wasser gegeben, lösen sich die darin enthaltenen Mineralstoffe und können so schnell über die Haut aufgenommen werden. Deshalb ist bei akutem Bedarf ein direktes Auflegen angezeigt. Dabei unterscheiden wir zwei Arten:

- Auflegen von Tupfern, Mullbinden oder Tüchern (Wickel), die nur mit dem wirkstoffhaltigen Wasser getränkt sind.
- Mineralstoffe nach Dr. Schüßler als Brei: Die benötigten Mineralstofftabletten werden mit wenig Wasser so angerührt, dass ein dicker Brei entsteht. Dieser wird dick auf die verletzte Hautstelle aufgetragen und mit einer Frischhaltefolie abgedeckt, damit das Wasser nicht so schnell verdunstet.

Tipp

Erste Hilfe bei Verletzungen: Ferrum phosphoricum Nr. 3 (wirkt schmerz- und blutstillend);

Erste Hilfe bei Verbrennungen: Viel von Natrium chloratum Nr. 8 + wenig von Nr. 3 Ferrum phsophoricum für die Schmerzen.

Aus der Praxis

Eine Frau verbrannte sich durch heißen Dampf die Innenfläche der Hand so schwer, dass sie eine lange Heilungszeit befürchtete. Sie bereitete sich aus einigen Tabletten von Ferrum phosphoricum Nr. 3 und einer großen Menge von

Natrium chloratum Nr. 8 einen Brei zu, legte ihn sofort auf die stark schmerzende Hautstelle und verband die Hand. Die Schmerzen verringerten sich schon nach kurzer Zeit. Nachdem die Mineralstoffe einige Stunden eingewirkt hatten, entfernte sie den Verband. Es war weder eine Blase entstanden, noch war eine Rötung zu sehen. Die Frau pflegte die betroffene Hautstelle noch einige Tage. Außer einem hauchdünnen weißlichen Belag (abgestorbene Hautzellen) war von der schweren Verletzung nichts mehr zu sehen.

Das basische Mineralstoffbad

Die Haut nimmt bei der Betrachtung des Abbaues von Schadstoffen und Säuren einen großen Stellenwert ein. Eine der intensivsten Ausscheidungsvorgänge wird durch das Schwitzen erreicht. Man unterscheidet zwei Arten: das aktive und das passive Schwitzen.

Das aktive Schwitzen, das beispielsweise durch intensive sportliche Betätigung erreicht wird, hilft dem Organismus, belastende Stoffe auszuscheiden, die sich im Bereich des Unterhautgewebes befinden.

Auch das passive Schwitzen hilft bei der Ausscheidung solcher Stoffe. Dies erfolgt unter anderem in der Sauna. Wird eine Entlastung von Schadstoffen über ein Bad angestrebt, sollte die Badetemperatur höher als die Körpertemperatur sein, also auf jeden Fall über 37 °C.

Diese Erkenntnisse werden beim basischen Mineralstoffbad genutzt. Dabei spielt nicht nur die Badetemperatur eine große Rolle, sondern vor allem der pH-Wert. Durch die Beimengung geeigneter Mineralstoffe wird im Badewasser ein pH-Wert von mindestens 8 hergestellt. Der Körper wird dadurch gezwungen, den pH-Wert des Bades auf den Wert zu senken, der ihm entspricht. Dieser liegt bei ungefähr 7,4 – das ist der pH-Wert des menschlichen Blutes. Es entsteht also ein osmotischer Druck, durch den die Säuren aus dem Körper ausgeleitet werden. Wird die Säure aus dem Körper möglichst sorgsam ausgeschieden, sei es durch die Einnahme von Nr. 9 Natrium phosphoricum oder einer Entschlackungsmischung mit Mineralstoffen und häufiges Baden mit einem basischen Mineralbad, so erspart man sich beim Abnehmen Hungerattacken, die durch Säurefluten ausgelöst werden. Müdigkeit und Mattigkeit bleiben aus, das Hungergefühl geht zurück. Nach ca. 30 Minuten Badezeit beginnt der Körper durch die hohe Wassertemperatur zu schwitzen und mit dem Schweiß die Schadstoffe abzustoßen. Durch eine geeignete Trägersubstanz der Mineralstoffe werden die ausgeschiedenen Stoffe im Badewasser sofort gebunden und können nicht mehr in den Körper gelangen, also nicht wieder resorbiert werden.

Den Körper möglichst schadstofffrei zu bekommen, ist von größter Bedeutung und Ziel dieser Therapie. Wird der Körper dabei unterstützt und Schlackenflüssigkeit kann abgebaut werden, reduziert sich das Gewicht. Voraussetzung ist natürlich, dass während einer solchen Kur keine weiteren Schadstoffe zugeführt werden. Deshalb ist es wichtig, in dieser Zeit möglichst nicht zu rauchen, Kaffee zu meiden und keinen Alkohol zu trinken.

Anwendung

- **Vollbad:** Bei Bedarf können Sie täglich ein basisches Bad nehmen.
  Dosierung: 3 Esslöffel basisches Bad, empfohlene Badedauer: etwa 30 bis 50 Minuten, auch mehr als eine Stunde. Bürsten Sie alle 5 bis 10 Minuten die Haut leicht mit einer Badebürste oder reiben Sie sie mit einem Waschlappen ab. Sie wird dabei von den ausgeschiedenen Stoffen gereinigt und gut durchblutet, was zur besseren Entgiftung der Haut beiträgt. Badetemperatur: ca. 37 °C bis 38 °C, jedenfalls leicht über der Körpertemperatur, gleichbleibend über die gesamte Badedauer halten.
- **Basisches Sitzbad**
  Dosierung: 1 Esslöffel, Badedauer: 10 bis 40 Minuten. Basische Sitzbäder wirken sich besonders gut bei Problemen im Genital- und Analbereich aus.
- **Basisches Fußbad**
  Dosierung: 1 Esslöffel, Badedauer: 30 Minuten bis zu über eine Stunde. Geschwollene Unterschenkel, Knöchel, Füße und Hände zeigen, dass der Körper Probleme mit der Ausscheidung von Schadstoffen hat. Basische Fußbäder wirken besonders auf die Verschlackung der Füße ein. Im Extremfall entstehen offene Beine. Aber auch viele andere Beschwerden an den Füßen und Unterschenkeln können entlastet werden. Bei überdehnten Sehnen und Bändern ist das Fußbad ebenfalls hilfreich.
- **Basische Handbäder**
  Dosierung: 1 Kaffeelöffel, Dauer: 5 bis 20 Minuten. Es hängt von den jeweiligen Beschwerden ab.
  Gerade bei Handekzemen zeigt sich die Überlastung der Gewebe mit Schadstoffen. Hier kann das Basenbad hilfreich eingesetzt werden, ebenso bei rheumatischen Beschwerden oder Gichtknoten in den Fingergelenken.

Hinweis

Menschen mit hohem Blutdruck, Kreislaufschwierigkeiten oder gar Herzproblemen dürfen keine Bäder über Körpertemperatur durchführen. Für sie liegt die ideale Badetemperatur bei 35 °C bis 36,5 °C.

Basische Masken

Besonders wohltuend sind Körper- und Gesichtsmasken mit den Mineralstoffen des Basenbades. Eine solche Maske können Sie zur Pflege Ihrer Figur, aber auch bei übermäßiger Verschlackung der Haut anwenden. Akne wird besonders günstig beeinflusst.

Dauer: 15 bis 20 Minuten einwirken lassen, wenn gewünscht auch länger.

Zubereitung: Rühren Sie die Mineralstoffe mit warmem Wasser einfach zu einem dicken Brei an und tragen Sie diesen dick auf die gewünschte Hautstelle auf. Antrocknen lassen und nach der Einwirkzeit mit warmen Wasser wieder abwaschen.

Gele, Cremegele und Salben

Alle Mineralstoffe gibt es in der Zubereitung als Gele, Cremegele oder Salben. Diese ermöglichen eine sehr angenehme Anwendung der Mineralstoffe nach Dr. Schüßler.

Bitte beachten Sie, dass der Behälter für die Salben nicht aus Metall sein sollte und außerdem eine Tubenverpackung aus hygienischen Gründen weitaus sinnvoller ist als eine Salbentiegelverpackung.

Salben

Im Laufe der Zeit haben sich verschiedene Salbenkombinationen als besonders wirksam erwiesen. Diese werden später mit einem kurzen einleitenden Text vorgestellt.

Bei der Verwendung der Mineralstoffe nach Dr. Schüßler als Salbe ist vor allem auf die Salbengrundlage zu achten.

Salbengrundlagen für Mineralstoffsalben mit Schüßler-Salzen sollten vorzugsweise natürliche Komponenten, wie pflanzliche Öle und Wachse (Olivenöl, Mandelöl, Jojobaöl) oder Fette tierischen Ursprungs (Bienenwachs, Wollwachsalkohol) enthalten.

Bei Wasser-in-Öl-Emulsionssalben ist die Abgabe des Mineralstoffes gewährleistet, da beim Auftragen der Salbe auf die Haut die Emulsion den wasser- und mineralstoffhaltigen Anteil freigibt. Die Fettkomponente pflegt die Haut und ist besonders bei schuppender, rissiger Haut von Bedeutung. Für fettfreie und besonders tiefenwirksame Anwendungen sollte jedoch auf Cremegele zurückgegriffen werden.

Sie können die Salbe entweder mehrmals am Tag als hauchdünnen Belag einmassieren, ohne Verband, oder dicker auftragen. Decken Sie diesen dicken Belag dann mit einem Verband ab. Wenn nötig, erneuern Sie ihn täglich. Diese Form der Anwendung eignet sich besonders gut für die Nacht.

Bei Schmerzen ist oft nur das äußerst behutsame Auftragen eines hauchdünnen Salbenfilmes angebracht, welcher so oft wie möglich erneuert werden sollte. Für eine besonders schnell wirksame bzw. intensive Behandlung von Wunden oder Schmerzen ist es am besten, im Akutfall mit einem Brei oder mit Kompressen oder Tupfern zu arbeiten und Umschläge zu machen. Auf eine gereinigte offene Wunde, die nicht mehr blutet, kann ohne weiteres dann eine Heilsalbe aufgetragen werden. Der Fettanteil ermöglicht einen elastischen Wundrand und damit ein besseres, krustenfreies Heilen.

Cremegele

Cremegele sind hydrophile Salbengrundlagen. Sie werden aus Quellstoffen hergestellt, die mit Wasser aufquellen und 70 % Wasser enthalten. Durch die zusätzlich enthaltene Fettkomponente wirken sie pflegend. Auch zur Aufbringung auf Schleimhäute sind Cremegele geeignet.

Cremegele sind eine hervorragende Möglichkeit einer topischen Anwendung (Auftragen auf die Haut), da die Mineralstoffe rasch aufgenommen werden und tief in das Gewebe eindringen können.

Tropfen

An verschiedenen Stellen des Körpers ist es sehr schwierig, die Mineralstoffe äußerlich in Anwendung zu bringen. Dazu gehören Augen, Nase und Ohren. Hier sind Tropfen bestens geeignet.

Die Wirkung der einzelnen Mineralstoffe in Form von Salben oder Cremegelen

Calcium fluoratum, Nr. 1: Gewebsverhärtungen, Narben, verhärtete Lymphknoten, verhärtete warzenähnliche Hautstellen, Krampfadern, Hämorrhoiden, Leisten- und Nabelbrüche, Bänderschwäche, gedehnte Bänder (Schlottergelenke), Hornhaut, Schrunden, rissige Haut, Fischschuppen, Nagelverwachsungen

Calcium phosphoricum, Nr. 2: Muskelkrämpfe (Wadenkrämpfe), Muskelspannungen – wenn der Muskeltonus zu hoch ist (Nacken), Spannungskopfschmerz, bellender Husten vor allem bei Kindern, Knochenbrüche, Schmerzen durch alte Knochenbrüche, Wachstumsschmerzen in den Gelenken (vor allem der Kinder)

Ferrum phosphoricum, Nr. 3: „Erste Hilfe“, leichte Verletzungen, bei Verletzungen mit Bluterguss hilft das Cremegel Nr. 3 gegen die Schmerzen, gegen den Bluterguss ist die Nr. 11 erforderlich, kleine Wunden, Prellung,

Zerrung, Entzündungen – warme, rote, entzündete Stellen des Körpers, pulsierende, klopfende, pochende Schmerzen, Rötung, Abschürfungen, Gelenksentzündungen, Sonnenbrand, Verbrennungen (in Verbindung mit Natrium chloratum Nr. 8)

Kalium chloratum, Nr. 4: Husten (zäher, weißlich-grauer Schleim, zieht Fäden – Hustensalbe!), Hautgrieß (Körnchen unter der Haut, die sich nicht ausdrücken lassen), Couperose, Besenreiser (durch freiwerdenden Faserstoff – das ist ein Mangel an der Nr. 4 – werden oberflächliche Adern aufgedehnt), Krampfadern, weiche Schwellungen (Drüsen), Verklebungen bei frisch verheilten Wunden

Kalium phosphoricum, Nr. 5: Schlecht heilende Wunden und Geschwüre mit üblem Geruch, nekrotische Wundränder (kommt häufig bei offenen Beinen vor, auch beim Wundliegen – zusätzlich mit Natrium chloratum Nr. 8 mischen), Gewebsquetschungen, Regeneration von Gewebe (Wunden) in Verbindung mit Natrium chloratum, schwere Erschöpfungen in Muskeln, Überanstrengung des Herzens

Kalium sulfuricum, Nr. 6: Bildung der Oberhaut, unregelmäßige Schuppen der Haut auf gelblich-klebrigem Untergrund, Hautpflege, Ekzeme, Schuppenflechte, Muskelkater, bei Auftreten von bräunlich-gelbem Schleim im Bereich von Nase, Ohren, Neben-, Stirn- und Kieferhöhlen äußerlich als Cremegel auftragen; zur Unterstützung der Bräunung der Haut, Pigmentflecken, Altersflecken, bei Vitiligo ist es auf jeden Fall einen Versuch wert – in Verbindung mit Kalium chloratum Nr. 4

Magnesium phosphoricum, Nr. 7: Blitzartige, schießende, rasch die Stelle wechselnde Schmerzen (vor allem bei Koliken, Blähungskrämpfen), nervöses Hautjucken, „hektische Flecken“, bei beginnender Migräne zur Unterstützung Schläfen und Stirn mit Cremegel einreiben

Natrium chloratum, Nr. 8: Bei Verbrennungen gemischt mit Nr. 3 gegen die Schmerzen (für die akute Versorgung immer einen Brei auftragen), Knorpelprobleme (ein Mangel an Nr. 8 hat Gelenksgeräusche zur Folge), Sehnen, Bänder, Gicht, Bandscheibenbeschwerden, bei Insektenstichen – als Insektengel gemischt mit Calcium phosphoricum Nr. 2 (bei heftigen Reaktionen zuerst einen Mineralstoffbrei auflegen), Schleimhautprobleme

Natrium phosphoricum Nr. 9: Fette Haut, Akne (vor allem die in tieferen Schichten liegenden härteren Knoten), Pickel, Abszesse, Mitesser, geschwollene Lymphknoten, rheumatische Schwellungen (vor allem der kleinen Gelenke), schlecht heilende Wunden

Natrium sulfuricum, Nr. 10: Geschwollene Hände und Füße infolge Verschlackung, Bläschen (grünlich-gelblicher, wässriger Inhalt), Sonnenallergie,

Warzen (gemischt mit Kalium chloratum Nr. 4), Herpes in Verbindung mit Natrium chloratum Nr. 8 und Silicea Nr. 11, Erfrierungen

Silicea, Nr. 11: Eiterungen, verschlossen (in Kombination mit Natrium phosphoricum Nr. 9), Falten (vor allem zur Vorbeugung), Bindegewebsschwäche, Bindegewebsrisse (Vorbeugung in der Schwangerschaft), Leistenbruch, Nabelbruch, Blutergüsse (gemeinsam mit Ferrum phosphoricum Nr. 3, die für die Schmerzen zuständig ist), bei nervösen Störungen (Lidzucken, zuckende Mundwinkel)

Calcium sulfuricum, Nr. 12: Gicht, Rheuma, offene Eiterungen, Stauungen im Gewebe (Nr. 12 ist für die Durchlässigkeit des Gewebes zuständig), Abflussstörungen (nicht abfließende Ergüsse im Körperinneren)

Kombinationen mineralstoffhaltiger Salben, Gele oder Cremegele

Üblicherweise werden diese Mittel einzeln gegeben und angewendet. Oft kann jedoch das Problem nicht mit einem einzigen Mittel abgedeckt werden. Der Organismus benötigt mehrere, um den Schaden lindern bzw. beheben zu können. Durch die äußere Anwendung kommen die Wirkstoffe ohne Umwege direkt an den Behandlungsort, was bei Einnahme der Mineralstoffe häufig länger dauert.

Die Salben und Cremegele haben zudem den Vorteil, dass sie völlig geruchsfrei sind und die Haut nicht reizen. Sie werden gut vertragen, auch sehr empfindliche Haut kann damit gut gepflegt werden.

Es werden Salben verwendet, wenn eine leichte Depotwirkung erwünscht ist (Hustensalbe), oder wenn ein starkes Bedürfnis nach einer fettenden Salbe besteht (Neurodermitis). Ansonsten werden Gele und Cremegele bevorzugt. Cremegele haben eine leicht rückfettende Wirkung.

Im Laufe der Zeit haben sich bestimmte Kombinationen als sehr wirkungsvoll erwiesen, die Sie aus Apotheken beziehen können.

Cremegel

Cremegel E – gegen Ekzeme: Für begrenzte, belastete Hautstellen, die rau sind, sich entzünden und unter Umständen auch jucken.

Cremegel G – für Gelenke: Gelenke sind einer starken Belastung ausgesetzt und Gelenksprobleme treten immer häufiger auf. Deshalb wurde für diese Probleme eine spezielle Mischung zusammengestellt, die überraschend schnell wirkt und vor allem auch Schmerzen beruhigt, die meistens durch den großen Mangel an jenen Mineralstoffen verursacht sind, die in dieser speziellen Mischung enthalten sind. Besonders zu empfehlen bei Sportverletzungen und allen akuten und chronischen Beschwerden des Bewegungsapparates.

Cremegel N – für Neurodermitis: Neurodermitis, unter der immer mehr Menschen leiden, ist eine schwere Belastung des gesamten Organismus und der Haut. Das Hauptproblem dabei ist die mangelnde Entsäuerung und Entschlackung des Körpers. Wenn Säuren und Schadstoffe über die Haut ausgeschieden werden, juckt und beißt die Haut so stark, dass gekratzt wird, bis sie blutig ist. Ob ein Cremegel oder eine Salbe gewählt wird, hängt vom subjektiven Empfinden ab. Bei starkem Juckreiz ist das bereits beschriebene Basenbad oder das Mineralstoffbadesalz sehr hilfreich.

Cremegel V – für Venen: Belastete Venen und Krampfadern benötigen dringend die Mineralstoffe nach Dr. Schüßler. Ratsam ist auch die äußere Anwendung als Unterstützung für die Elastizität der Aderwände, zur Festigung des Bindegewebes, zur Bindung des Faserstoffes, der das Blut dickflüssig werden lässt, zur Neutralisierung der Säure und zur Ausscheidung der Schlacken, welche die Adern oder gar das Bindegewebe anschwellen lassen. Diese Kombination ist ebenso bestens geeignet für Hämorrhoiden.

Gelmischung (fettfrei!)

Gel W – für Wunden: Wunden brauchen, sofern sie nicht genäht werden müssen, eine rasche Versorgung, die durch die vorliegende Mineralstoffkombination möglich ist. Das Gel sorgt für die Wiederherstellung der Oberhaut, reduziert die Schmerzen, stillt das Blut und bringt eine rasche Heilung.

Gel G – für Gelenke: Wirkung wie oben beschrieben. Es ist besonders geeignet für akute Probleme. Männer bevorzugen dieses Produkt, weil es sehr rasch einzieht.

Salbenmischung

Salbe H – für Husten: Ein Husten ist oft sehr unangenehm und für Kinder unter Umständen eine große Belastung. Hier ist eine Salbe zu empfehlen, da sie die Mineralstoffe im Laufe der Nacht abgibt und einen leichten Wärmestau erzeugt, was wünschenswert ist. Der bellende Husten und die Schleimbildung, aber auch die krampfartigen Spannungen in den Bronchien werden durch die Salbe rasch abgebaut.

Salbe N – bei Neurodermitis: Wirkung wie oben beschrieben. Für alle, die eine fette Salbe für ihr Leiden bevorzugen.

Antlitzanalyse – Tipps für zu Hause

Bei den äußeren Anwendungen befassen Sie sich intensiv mit Ihrem Körper. Und gerade in Ihrem Gesicht können Sie lesen, ob ein Mangel an bestimmten Mineralstoffen vorliegt. Deshalb wollen wir Ihnen nachfolgend hilfreiche Tipps und Anregungen für den Alltag geben, mit welchem Mineralstoff Sie äußeren Zeichen wirksam begegnen können. Schauen Sie Ihr Gesicht genau an, und Sie können selbst erkennen, was Ihnen fehlt.

Nr. 1 Calcium fluoratum D12

Ein wesentliches Kennzeichen von Calcium fluoratum – Nr. 1 ist die **Fältchenbildung** vom inneren, unteren Augenwinkel aus. Diese Fältchen, manchmal als Karo oder als Fächer zu erkennen, können sich bis auf das Oberlid ausbreiten und sich auf dem unteren Lid bis weit zum äußeren Augenwinkel hinziehen.

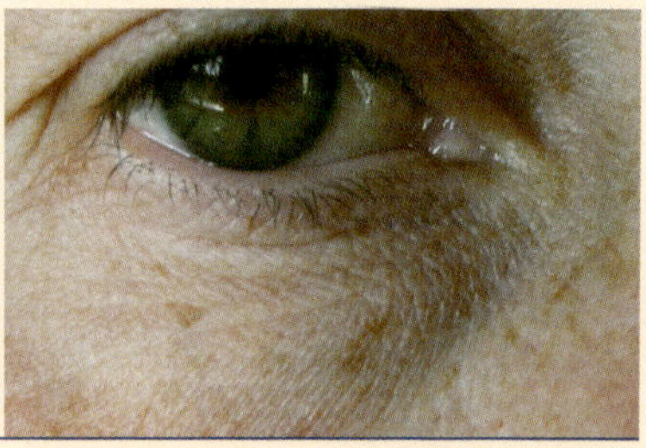

Beide Bilder zeigen die vom inneren Augenwinkel ausgehenden **Fältchen** – links schwächer – jünger, rechts stärker – älter.

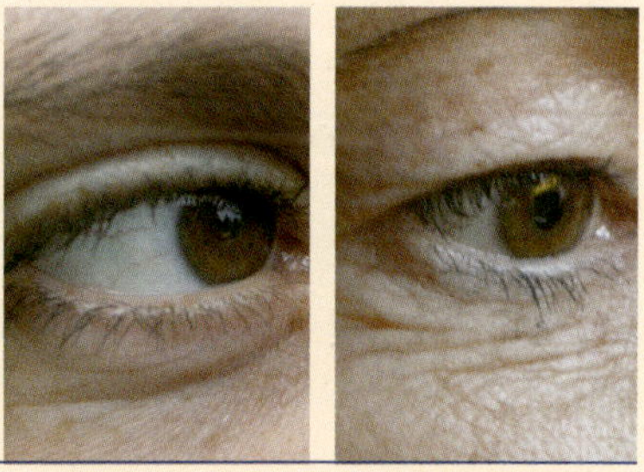

Das zweite Kennzeichen von Calcium fluoratum – Nr. 1 ist eine **bräunlich-schwärzliche Verfärbung** auf dem Oberlid. Vielfach wird dann von dunklen Ringen um die Augen gesprochen. Sie lassen sich durch Einnahme dieses Mineralstoffes verbessern. Auch auf dem Oberlid ist das Muster der Fältchen gut zu erkennen.

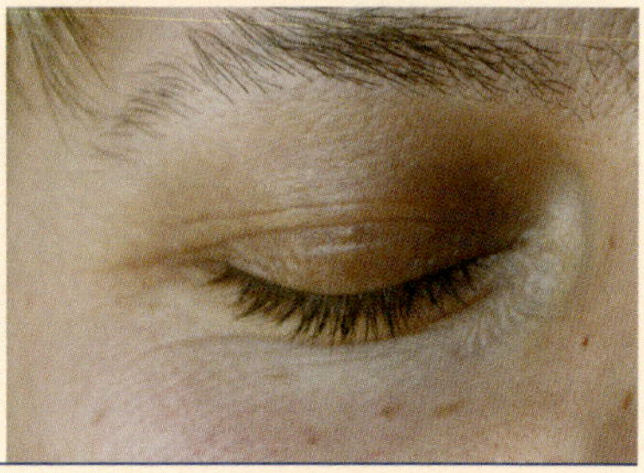

Anmerkung: Wenn Sie außerdem zu übermäßiger Hornhautbildung an Fersen oder Handinnenflächen neigen und rissige Haut ein Problem für Sie ist, sollten Sie die Nr.1 nicht nur einnehmen, sondern auch als Cremegel benutzen. Blaue Lippen, die vor allem nach körperlichen Anstrengungen auftreten, sind ebenfalls ein Zeichen für einen Mangel an Nr. 1.

Nr. 2 Calcium phosphoricum D6

Das Hauptkennzeichen für Calcium phosphoricum – Nr. 2 ist die wächserne Farbe, einem Wachspuppengesicht gleich und hauptsächlich bei Kindern zu finden. Dieser Mineralstoff ist für den Knochenbau und für das Eiweiß sehr wichtig, was seine Bedeutung noch einmal besonders unterstreicht.

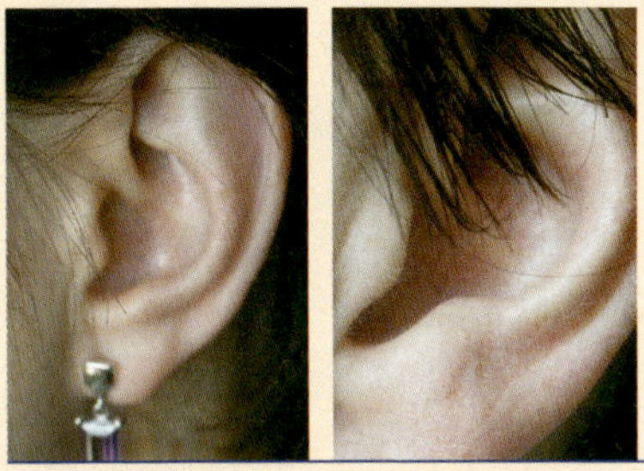

Beide Bilder zeigen die wächserne Farbe an den Ohren, besonders am Ohrknorpel. Auf dem rechten Bild geht die Farbe bis vor das Ohr.

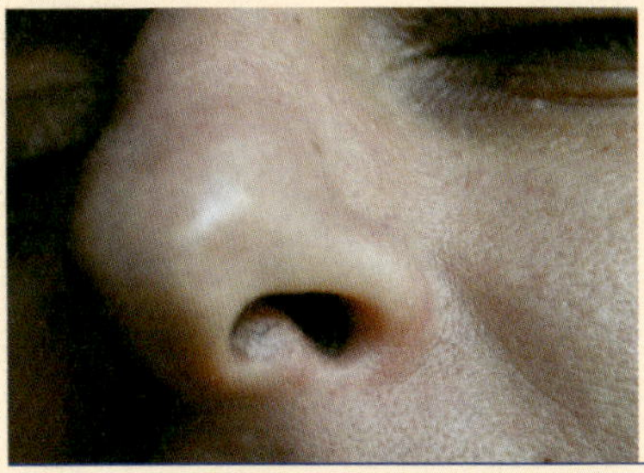

Die zweite Stelle, an der die wächserne Farbe sichtbar wird, ist die Nasenunterkante. Oft ist die ganze Nasenspitze eingefärbt, vor allem bei Kindern. Der wächserne Ton kann sich auch bis auf die Stirn ausdehnen, was dann einen besonders hohen Mangel an diesem Mineralstoff anzeigt.

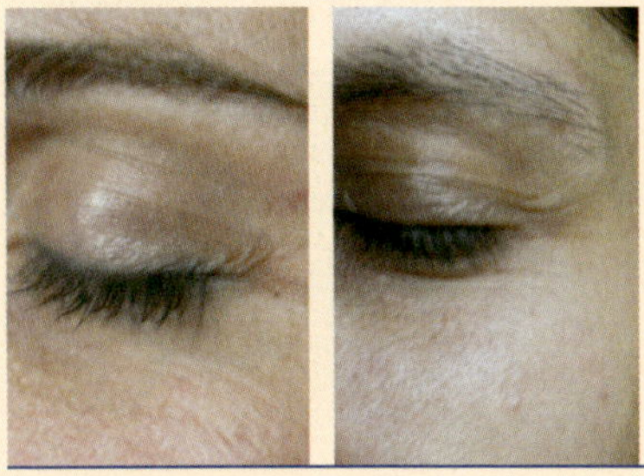

Auf beiden Bildern sehen sie wächsern unterlegte Augenbrauen – ganz so als hätten Sie mit einem Highlighter gearbeitet. Dies ist die dritte Stelle, an der Ton im Antlitz sichtbar wird. Beide Bilder zeigen außerdem, wie sich die Mängel nebeneinander darstellen. Unter den hellen, wächsernen Streifen (Mangel an Calcium phosphoricum – Nr. 2) sehen Sie die Ihnen schon von Calcium fluoratum – Nr. 1 bekannte bräunlich-schwärzliche Verfärbung auf den Oberlidern, links ein wenig heller als rechts. Je intensiver die Farbe, um so intensiver der Mangel.

Anmerkung: Beachten Sie, ob Sie auch verspannt sind, besonders im Nacken oder Schultergürtel – auch dies ist ein Hinweis auf einen Bedarf an Calcium phosphoricum Nr. 2.

Nr. 3 Ferrum phosphoricum D12

Eisenmangel im Schüßler'schen Sinn zeigt sich an **Müdigkeit, Konzentrationsproblemen, schwachem Immunsystem – „Sie fangen alles auf."** Die regelmäßige Einnahme von Ferrum phosphoricum – Nr. 3 stärkt die Widerstandskraft und damit das Immunfeld. Vergessen Sie nicht, einen Eisenmangel mit dem Arzt abzuklären und nehmen Sie zusätzlich zum eventuell verordneten Eisenpräparat ausreichend von der Nr. 3.

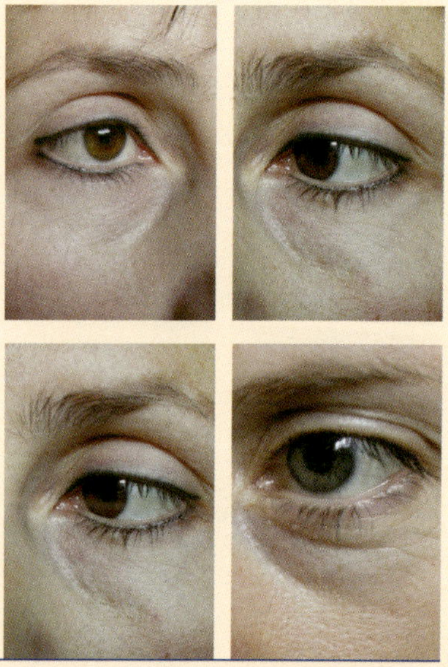

Eisenmangel zeigt sich an einer bläulich-schwärzlichen Verfärbung innen an der Nasenwurzel. Bei sehr starkem Mangel – wie hier dargestellt – sieht man dort, wo der bläulich-schwärzliche Schatten liegt, zusätzlich eine Vertiefung in der Nasenwurzel; hier sind die Speicher schon angegriffen.

Auf dem linken und rechten oberen Bild sieht man außerdem sehr deutlich jene Fältchen, die einen Mangel an Calcium fluoratum – Nr. 1 anzeigen. Auf allen vier Bildern sehen Sie hell bzw. wächsern unterlegte Augenbrauen, ein Zeichen für Mangel an Calcium phosphoricum – Nr. 2.

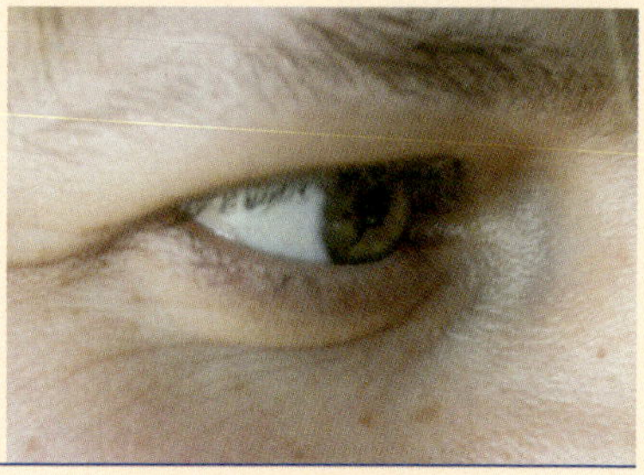

Auf dem linken Bild sieht man wiederum deutlich den bläulich-schwärzlichen Schatten, der den Mangel an Ferrum phosphoricum – Nr. 3 anzeigt. Er liegt auf einer Vertiefung, die Zeichen für einen angegriffenen Speicher ist.

Warme rote Ohren, Wangen oder Stirne, Entzündungen, klopfende und pochende Schmerzen verlangen ebenfalls nach der Nummer 3.

Anmerkung: Der Organismus ist bei der Aufnahme von Eisen auf die Ruhestellung des Körpers angewiesen. Wenn jemand lange Zeit – innerlich oder äußerlich – nicht zur Ruhe kommt, wird er Eisenmangel erleiden. Dieser zeigt sich an Konzentrationsstörungen, einer schwächlichen Gesundheit und kann bis zum Gehörsturz führen.

Nr. 4 Kalium chloratum D6

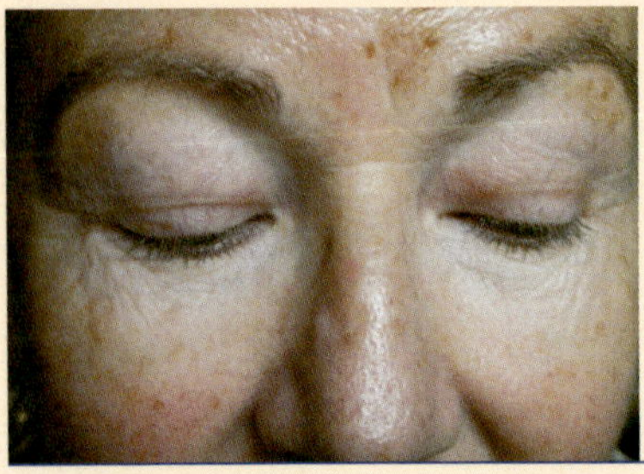

Rund um die Augen zeigt sich eine milchige Farbe, wie eine Brille, so dass man hier von einer Milchbrille sprechen kann. Diese ist für starken Mangel an Kalium chloratum – Nr. 4 typisch. In die milchige Farbe eingebettet ist auch ein Milchig-Rötlich und Milchig-Bläulich, das sich an manchen Stellen zu einem Milchig-Lila mischt.

Dies ist sehr schön vergleichbar mit rosa oder lila Lidschatten. Übrigens: Fällt Ihnen auf, dass Ihre Schminkutensilien meist genau die Farben betonen, die bei Ihnen den Mangel anzeigen?

Auf dem Bild ist auch noch eine Farbe stark vertreten, die bei Kalium sulfuricum – Nr. 6 besprochen wird: ocker – bräunlich-gelb.

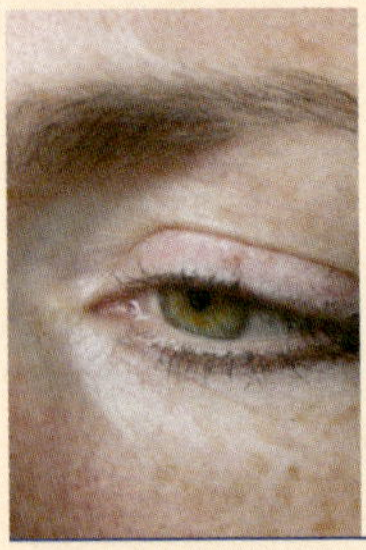

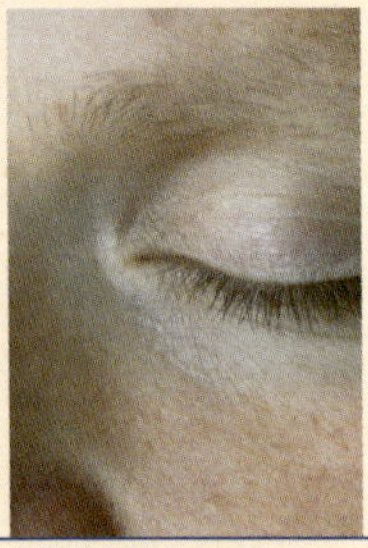

Links überwiegt mehr der milchig-rötliche Ton von Nr. 4, rechts der milchig-bläuliche. Rechts lassen sich die Fältchen der Nr. 1 sehr gut erkennen.

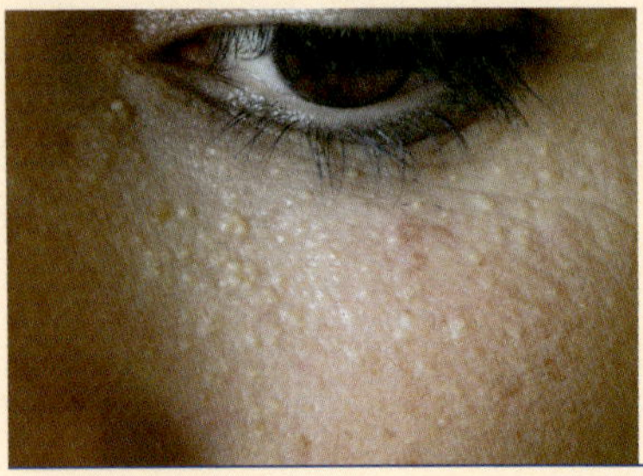

Ein deutliches Zeichen eines Mangels an Kalium chloratum – Nr. 4 ist der Hautgrieß. Tritt er jedoch so stark auf wie auf dem Bild nebenan, dann braucht es schon einige Zeit, bis er zurückgeht. Er tritt auch auf den Oberarmen und Oberschenkeln auf. Das Cremegel Nr. 4 kann hier wertvolle Dienste leisten, natürlich zusätzlich zur Einnahme.

Weitere Kennzeichen für den Mangel an Kalium chloratum – Nr. 4 sind die Couperose auf den Wangen, manchmal findet sie sich auch den Nasenflügeln, und die ungeliebten Besenreiser an den Beinen. Die oberflächlichen Adern werden durch zu dickes Blut aufgedehnt, das durch Faserstoffe verursacht ist, die durch einen Mangel an Kalium chloratum – Nr. 4 ihren Halt verloren haben.

Nr. 5 Kalium phosphoricum D6

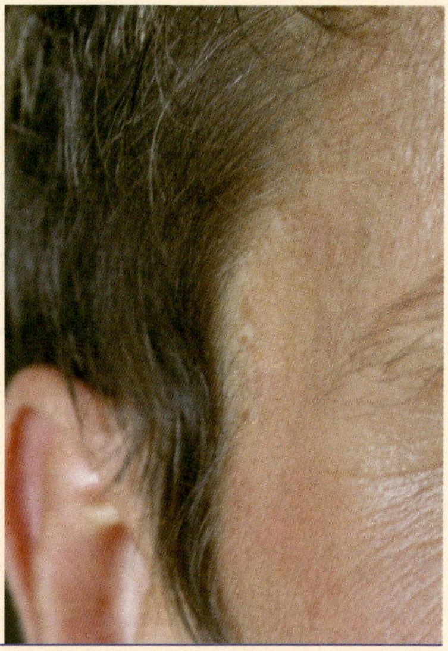

Wenn sich an den Schläfen eine Vertiefung zeigt, dann hat der Speicher an Kalium phosphoricum – Nr. 5 bereits gelitten. Dann liegt eine länger anhaltende Erschöpfung vor, von der sich der Mensch noch nicht erholen konnte.

An der Schläfe befindet sich auch der Speicher für das so wertvolle Lecithin. Deshalb ist es immer empfehlenswert, parallel zur Nr. 5 auch ein gutes Lecithinpräparat einzunehmen.

Es gibt ein weiteres Zeichen für den Mangel an Kalium phosphoricum – Nr. 5. Wenn jemand kurzfristig überfordert ist, ausgepumpt von besonderen Leistungen, die zu erbringen waren, dann kann es schon vorkommen, dass sich um das Kinn ein grauer Hauch über der Haut zeigt. Dieser kann sich über das ganze Gesicht ausbreiten, so dass jemand ganz erstaunt ausrufen könnte: „Du bist ja ganz grau im Gesicht!“ Dann wird es gut sein, doch eine größere Menge an diesem Mineralstoff einzunehmen. Das Ganze nützt aber wenig, wenn nicht zusätzlich eine Phase der Entspannung und Ruhe dem Organismus die Gelegenheit gibt, diese Mineralstoffe auch in den Körper einzubauen. Die graue Farbe im Gesicht ist der akute Mangel, die eingefallene Schläfe der chronische.

Anmerkung: Eine sehr unangenehme Belastung besteht in einem unangenehmen Mundgeruch, der auch vom Zähneputzen nicht weggeht. Er kommt auch nicht aus dem Magen, wie viele gerne behaupten; er ist ein Zeichen für den Mangel an Kalium phosphoricum – Nr. 5. Wer den Mangel an diesem Mineralstoff durch fleißige, regelmäßige Einnahme behebt, wird erfahren, wie überzeugend und effizient diese Schüßler-Salze wirken können.

Nr. 6 Kalium sulfuricum D6

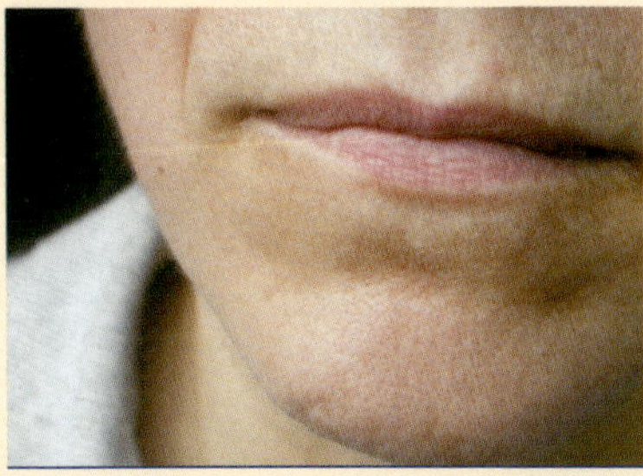

Ärgern Sie sich leicht? Dann gehören Sie auch zu jenen, die einen Mangel an dieser Nummer haben. Die Farbe dazu ist ocker. Sie tritt hier besonders unter der Unterlippe auf, kann sich aber über das gesamte Kinn ausbreiten. Häufig säumt ein ockerfarbenes Band die bräunlich-schwärzliche Färbung von der Nr. 1 rund um die Augen.

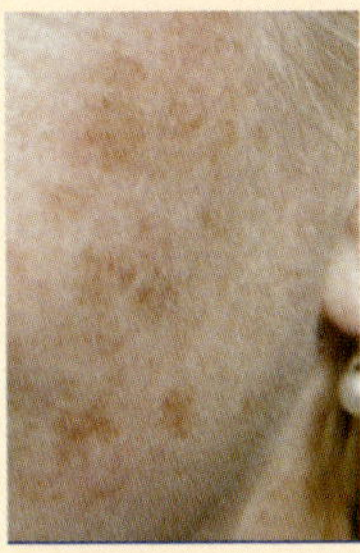

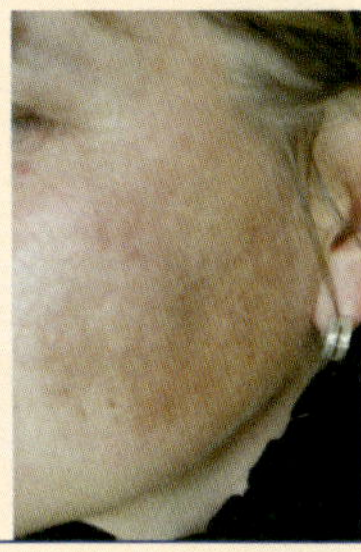

Beide Bilder zeigen deutliche Pigmentflecken, die ebenfalls auf einen starken Mangel an Nr. 6 hinweisen. Mit diesem Mangel ist häufig ein starker Lufthunger verbunden.

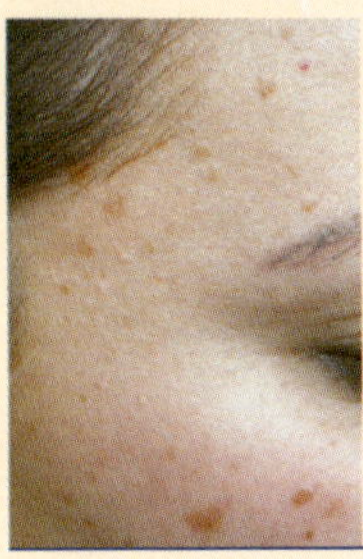

Links sind die Pigmentflecken durchmischt von Hautgrieß (Mangel an Nr. 4). Rechts sehen Sie viele Pigmentflecken auf dem Dekolleté.

Anmerkung: Ein weiteres deutliches Kennzeichen sind Schwangerschaftsflecken, insgesamt alle Pigmentstörungen. Auch Diabetikerinnen, Asthmatikerinnen oder Frauen, die Schilddrüsenmittel nehmen, haben meist einen Mangel an der Nr. 6. Chronische Hautkrankheiten verursachen auch diesen Mangel und damit eine Ocker-Verfärbung im Gesicht, wie oben beschrieben. Sie sehen aus, als hätten Sie Make-up aufgetragen. Achtung Raucherinnen! Sie haben sicher auch ein starkes Verlangen nach frischer Luft!

Nr. 7 Magnesium phosphoricum D6

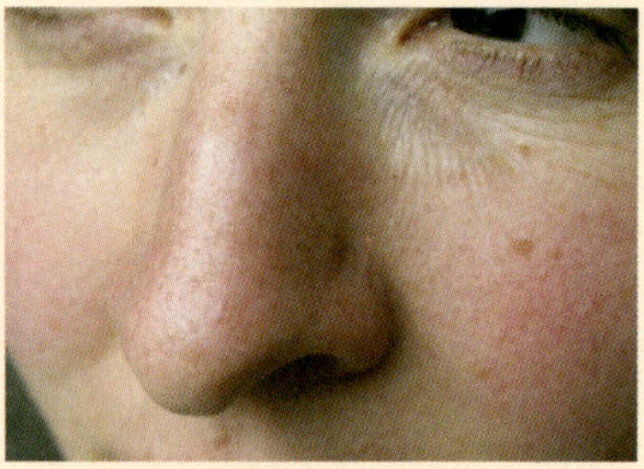

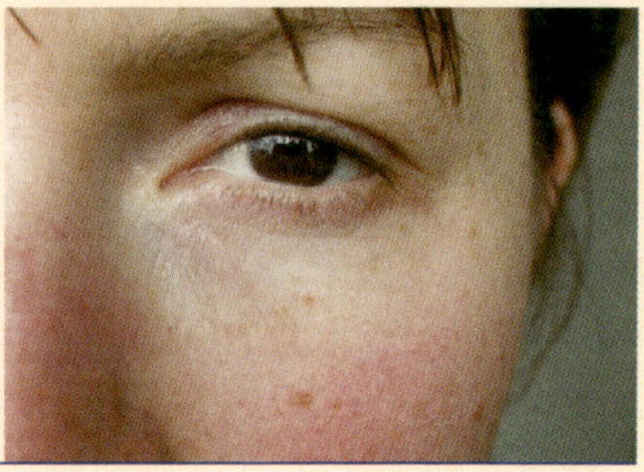

Alle Bildern zeigen die bekannte Magnesiumröte. Sie liegt auf der Wange, kann sich bis über das ganze Gesicht ausdehnen und von leicht karmesinrot bis zum dunkelsten Rot variieren. Deutlich ist auch die Fältchenbildung von Nr. 1 vom inneren Augenwinkel aus.

Auf dem oberen Bild ist außerdem die bläulich-rötliche Verfärbung der Nase zu sehen (s. Nr. 10).

Links wieder die rote Wange und im Augenwinkel die Fältchenbildung von Nr. 1.

Magnesiummangel kann mit Schokoladenhunger verbunden sein. Dieser lässt nach intensiver Einnahme von Magnesium phosphoricum – Nr. 7 nach. Allerdings: Schokoladenablehnung verweist auf den gleichen Mangel. Meist stellen sich auch Monat für Monat Regelkrämpfe ein. Hier hilft schnell und effektiv die „heiße Sieben" (s. Seite 45).

Anmerkung: Magnesium phosphoricum – Nr. 7 ist der Betriebsstoff für Herz, Nerven, Drüsen und für die peristaltische Bewegung des Darms. Deshalb ist bei Verstopfung dieser Mineralstoff das Mittel der Wahl, auch bei unruhigem Herzen und für die Entlastung des Herzens. In Kombination mit Calcium phosphoricum – Nr. 2 wirkt es bei Einschlafproblemen wunderbar. Die Nr. 7 entspannt die Nerven, die Nr. 2 die Muskeln.

Nr. 8 Natrium chloratum D6

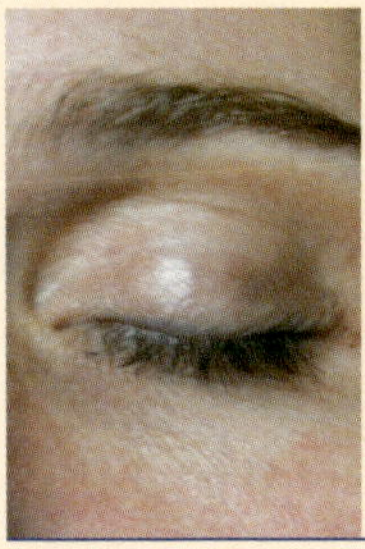
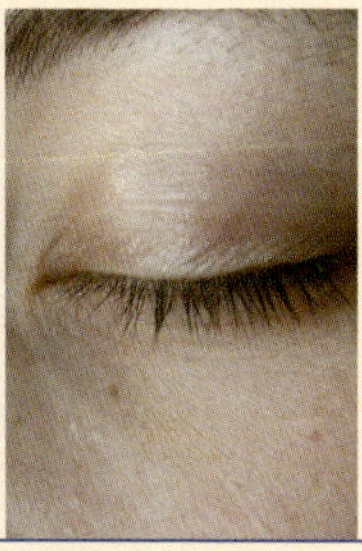

Beide Bilder zeigen auf dem Oberlid einen feuchten Glanz (Gelatineglanz), der den Mangel an Nr. 8 anzeigt.

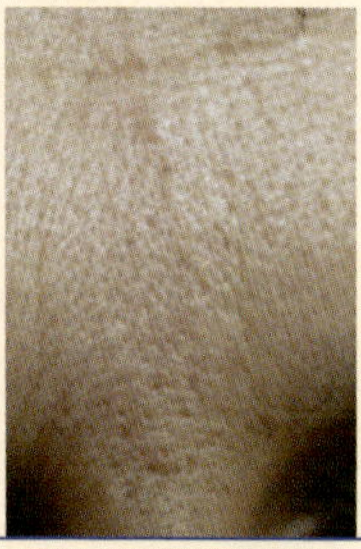

Auf dem linken Bild kann zusätzlich der wächserne Streifen von Calcium phosphoricum – Nr. 2 und direkt darunter auf dem Oberlid die bräunlich-schwärzliche Farbe von Calcium fluoratum – Nr. 1 beobachtet werden. Auf dem rechten Bild auf dem Oberlid die feine Fältchenbildung von Nr. 1 und unten vom inneren Augenwinkel ausgehend der Fächer von Falten, die ebenfalls zur Nummer 1 gehören.

Auf beiden Bildern belegen die großen Poren den Mangel an Natrium chloratum – Nr. 8. Auf dem rechten Bild sind die Poren größer als auf dem linken. Außerdem ist der Rand nicht so scharf ausgebildet; sie sind großflächiger.

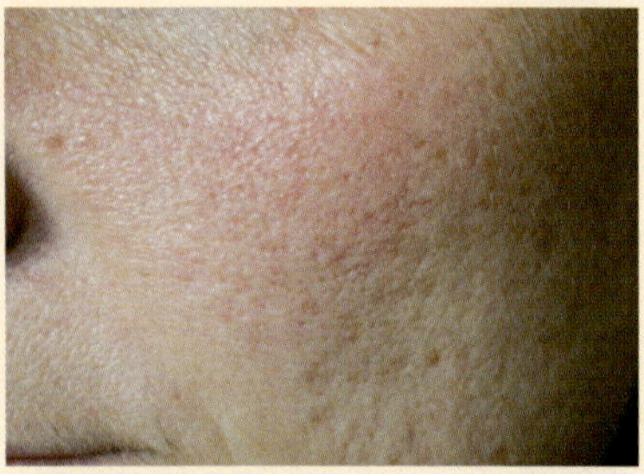
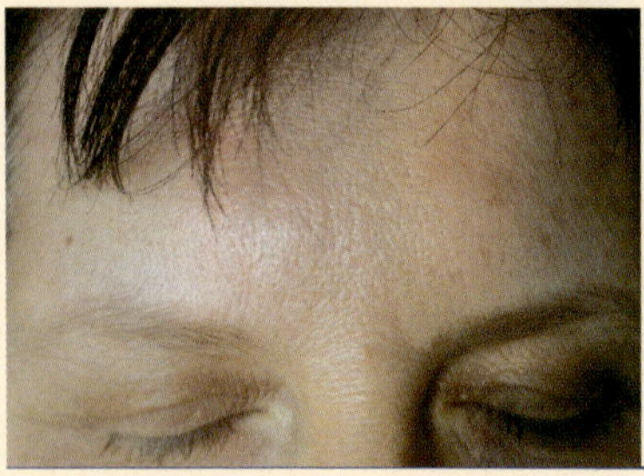

Links: große Poren auf der Wange.
Rechts: große Poren abermals auf der Stirn, bräunlich-schwärzliche Farbe auf dem Oberlid = Nr. 1.

Anmerkung: Sie kennen sicher das Phänomen, dass Ihr Lidschatten nicht gut hält und sich stets in der Lidfalte sammelt? Genau das passiert, wenn der feuchte Film, der Gelatineglanz, auf Ihren Lidern liegt. Ein weiteres Zeichen sind Kopfschuppen, die gerne auf die Schultern herunterrieseln. Ein Tipp: Verwenden Sie das Mineralstoff-Duschgel zum Kopfwaschen. Haben Sie Sodbrennen? Brennt es die Speiseröhre herauf? Nehmen Sie die Nummer 8, und bald verliert sich das Sodbrennen.

Nr. 9 Natrium phosphoricum D6

Auf dem Bild links sind gleich zwei Merkmale eines Mangels an Natrium phosphoricum – Nr. 9 zu sehen. Einmal sind es die Pickel, zum anderen weist die gerötete Kinnspitze ebenfalls auf denselben Mangel hin, denn dieser Mineralstoff ist der Betriebsstoff für die Säureregulierung.

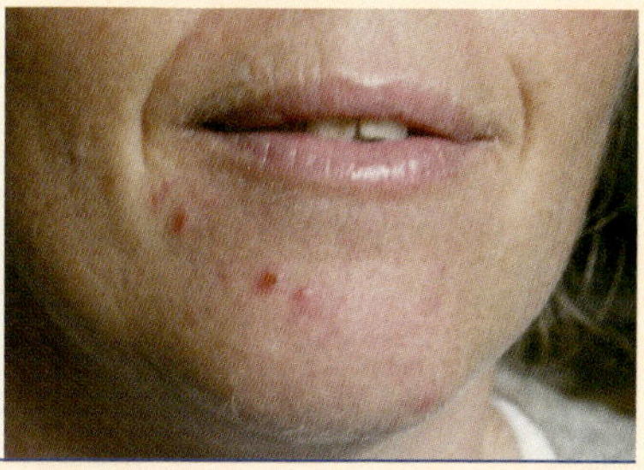

Auf bciden Bildern zeigt sich die gerötete Kinnspitze, die einen Mangel an Natrium phosphoricum – Nr. 9 anzeigt (eventuell auch während der Menstruation). Links ist die gerötete Kinnspitze in eine Haut eingebettet, die den milchigen Ton von Kalium chloratum – Nr. 4 zeigt, rechts weist die umgebende Ockerfarbe auf einen Mangel an Kalium sulfuricum.

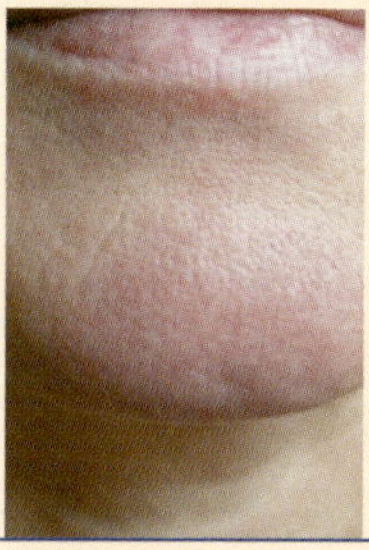

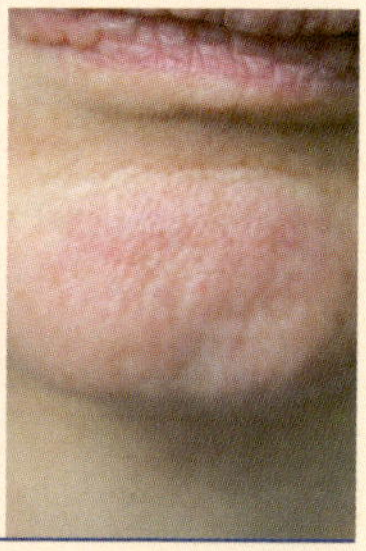

Auf beiden Bildern sind Lippenfältchen zu erkennen, ebenso ein Mangel an Nr. 9. Der Lippenbalsam der Adler Pharma hilft hier sehr gut.

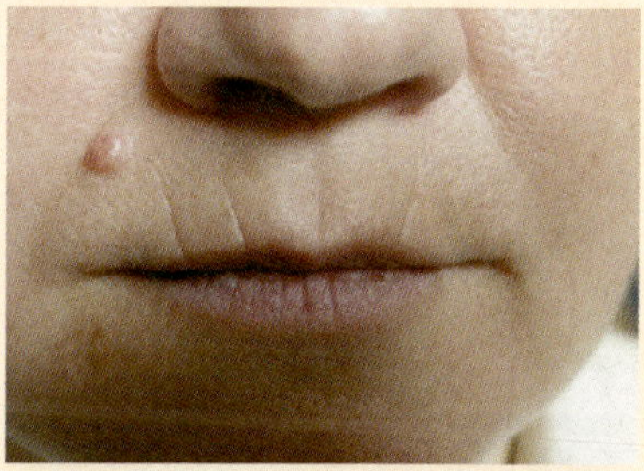

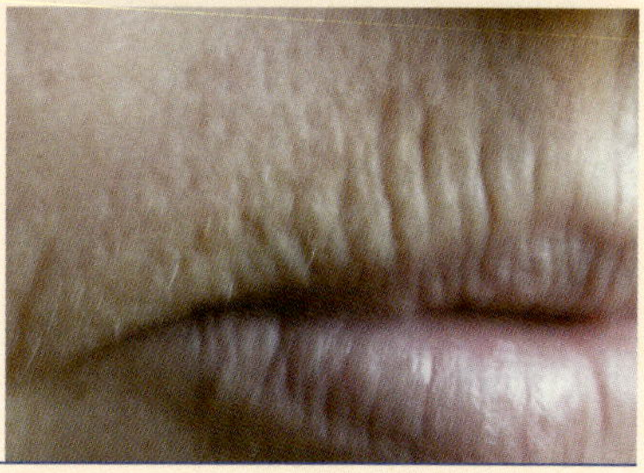

Anmerkung: Im Gesicht sehen Sie die Nr. 9 am Fettglanz Ihrer Haut, meistens auf der Stirn oder auch als Mischhaut. Mitesser oder gar Akne sind ein untrügliches Zeichen für einen Mangel, Ihr Körper ist übersäuert. Vielleicht haben Sie auch Sodbrennen (Brennt es unten im Magen?). Die Nummer 9 hilft sehr gut.

Nr. 10 Natrium sulfuricum D6

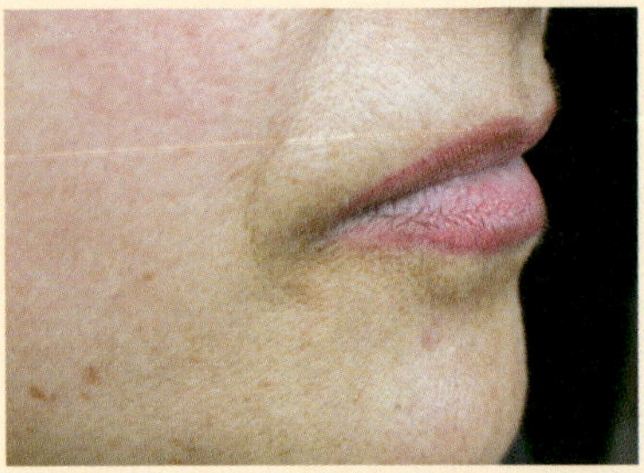

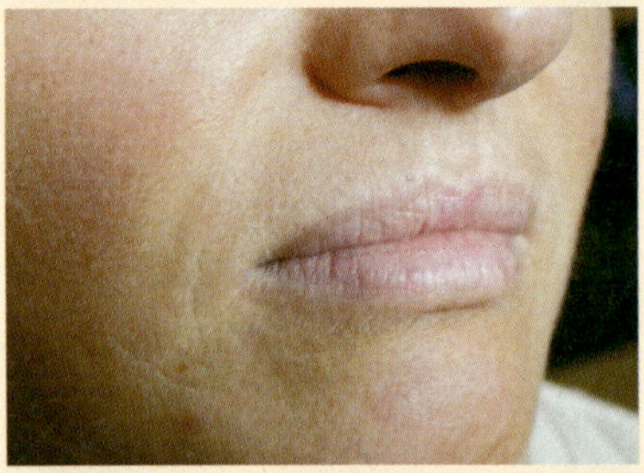

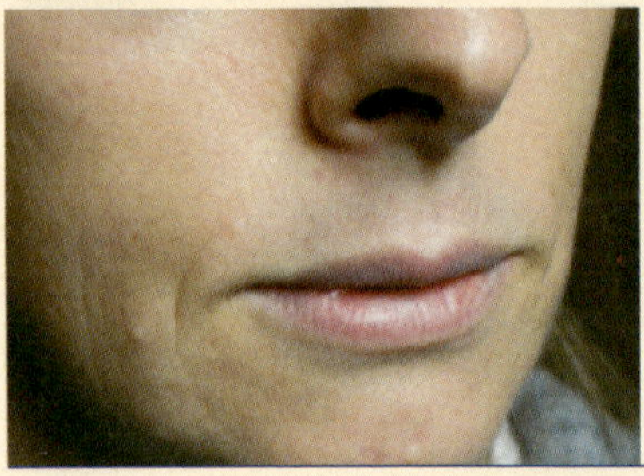

Die grünliche Verfärbung rund um das Kinn – wie sie hier auf allen Bildern beobachtet werden kann – ist ein deutlicher Hinweis auf einen Mangel an Natrium sulfuricum – Nr. 10. Diese Farbe zeigt sich vor allem dann, wenn Ihnen so richtig speiübel ist, also kurz vor dem Erbrechen; dann geht die Farbe über ins Grasgrün. Die Intensität der Farbe weist dann jeweils auf die Stärke des Mangels hin.

Auf dem mittleren Bild können Sie ebenfalls die gerade bei Nr. 9 besprochene gerötete Kinnspitze beobachten. Zwischen Oberlippe und Nase breitet sich auf dem mittleren Bild ein milchiger Ton aus, den wir humorvollerweise als „Milchbart" bezeichnen. Er weist ebenso wie die milchigen Lippen auf einen Mangel an Kalium chloratum – Nr. 4 hin.

Auf dem unteren Bild ist ebenfalls der Milchbart zu sehen, aber nicht so deutlich ausgeprägt. Die Nr. 10 hilft auch bei Herpes und Fieberblasen – Lippenbalsam!

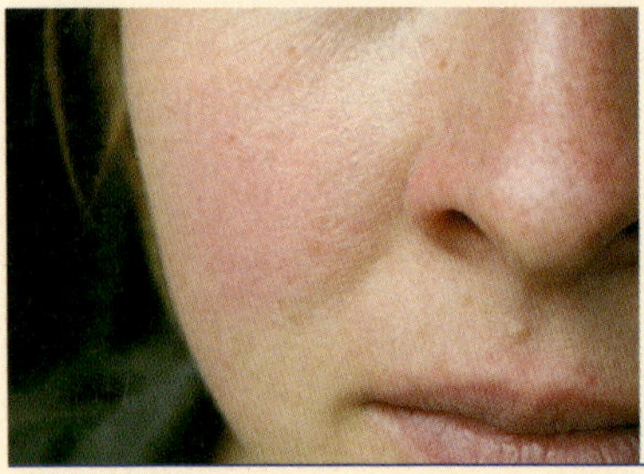

Eine bläulich-rote Nase, auf diesem Bild im Gegensatz zu der karmesinroten Farbe des Magnesiummangels, zeigt wie das grüne Kinn auch einen Mangel an Natrium sulfuricum – Nr. 10 an. Denken Sie doch nur an den Spruch: „Jemand ärgert sich grün und blau!" Da haben wir die beiden Farben der Nr. 10, die ja auch Hauptbetriebsstoff für die Leber ist. Da sind wir nicht mehr so weit weg von dem Satz: „Jemand spuckt Gift und Galle!", wobei daran zu denken ist, dass die Farbe der Galle grün ist.

Anmerkung: Ein weiteres wichtiges Kennzeichen für den Mangel an Nr. 10 sind die geschwollenen Tränensäcke im Antlitz des Menschen. Sie treten häufig am Morgen nach dem Schlaf auf (u.U. durch elektromagnetische Belastungen). Auch bei geschwollenen Händen und Füßen ist die Nr. 10 hilfreich.

Nr. 11 Silicea D12

Die Nr. 11 ist das biochemische Antifaltenmittel. Bei einem Mangel zeigt sich ein **faltiges Gesicht** und Krähenfüße; man sieht einfach älter aus, als man ist. Ein **schwaches Bindegewebe** – leicht bekommt man blaue Flecken – begünstigt Schwangerschaftsstreifen oder Orangenhaut (da hilft unsere Creme Evocell). **Falten vor dem Ohr** sind ein weiteres Zeichen für einen Mangel. Und oft leiden wir Frauen an **brüchigen Nägeln.**

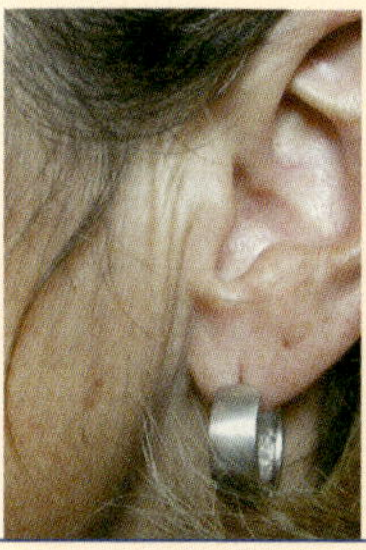

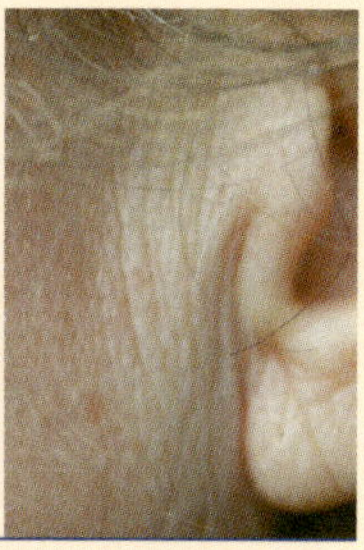

Auf beiden Bildern kann eine so genannte „polierte" Fläche beobachtet werden. Auf dem linken Bild auf der Stirn, auf dem rechten auf der Nasenspitze, was einen Mangel an Silicea – Nr. 11 anzeigt. Auf beiden Stellen tritt das Mangelzeichen sehr häufig auf.

Bei unseren Männern zeigt sich eine **„Spiegelglatze"**, wenn sie einen Mangel an der Nr. 11 haben.

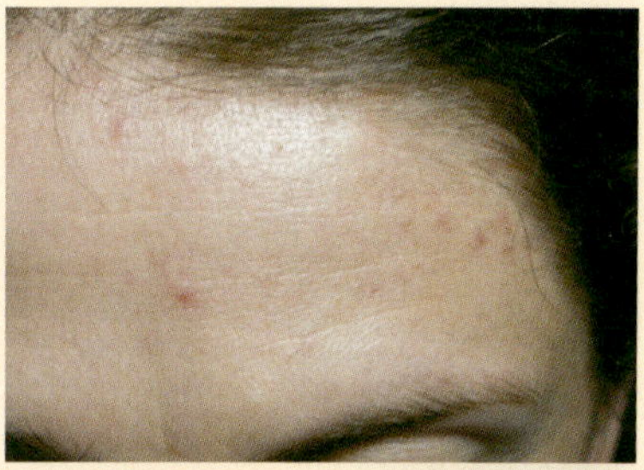

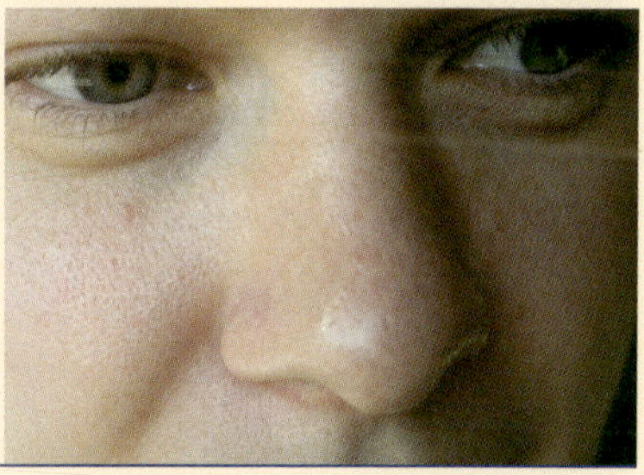

Besteht zwischen dem Stirnbein und dem Oberlid ein Abstand, entsteht eine so genannte Lidhöhle, die einen starken Mangel an Silicea – Nr. 11 anzeigt. Auf dem Bild rechts ist nicht nur diese Lidhöhle zu beobachten, sondern es können auch die Fältchen von Nr. 1 beobachtet werden. Die Haut insgesamt hat einen milchig-lila Ton, der auf den Mangel an Nr. 4 hinweist.

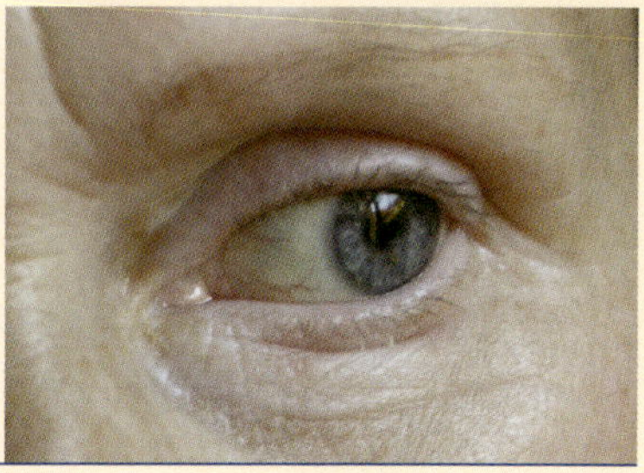

Nr. 12 Calcium sulfuricum D6:

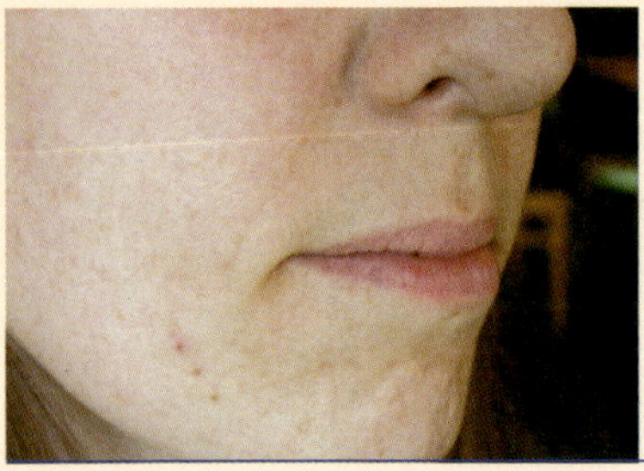

Da gibt es eine schöne Beschreibung: **Weiß wie die Wand.**

Wenn jemand unter Schock steht, dann ist er/sie meist ebenso weiß. Wenn etwas stockt und in Fluß kommen soll, dann ist Nr. 12 dran. Wie z.B. beim Stockschnupfen.

Nr. 22 Calcium carbonicum D 12:

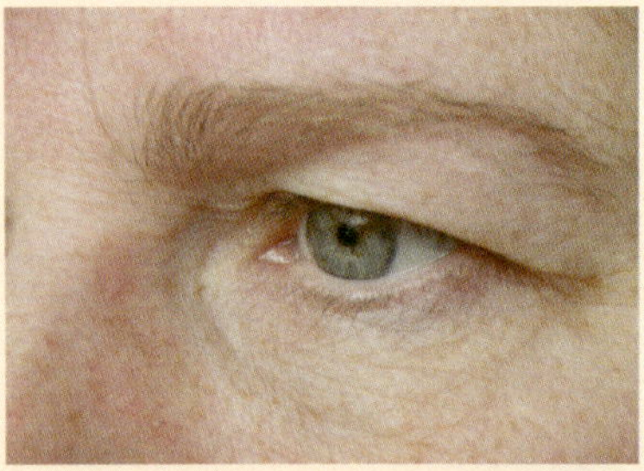

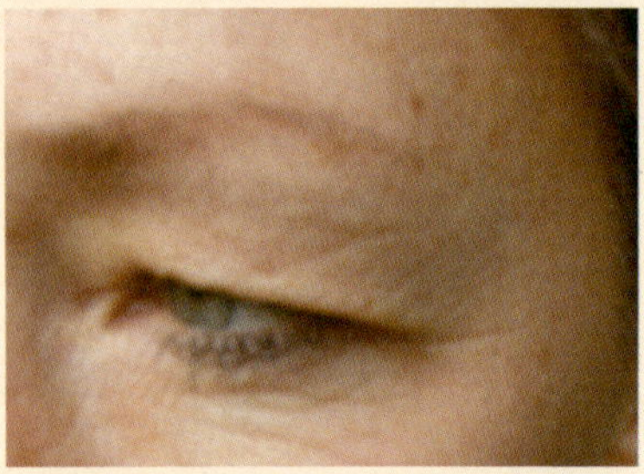

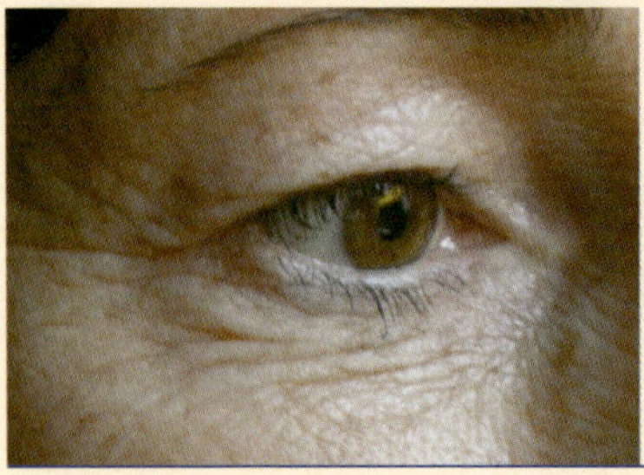

Schlupflider sind nicht angenehm, vor allem, wenn sie wie ein Bleigewicht auf den Oberlidern liegen. Sie zeigen eine tief greifende Erschöpfung des Menschen an, was auf eine bekannte Formulierung verweist: Wenn im Körper des Menschen die Speicher unangemessen abgebaut werden, dann erscheint er älter als es seinem Lebensalter entspricht. Insofern ist die Biochemie nach Dr. Schüßler eine fantastische Möglichkeit, die Grundkonstitution aufzubauen, Krankheitsvorsorge und Gesundheitspflege zu betreiben.

Was man kaum für möglich hält, mit Calcium carbonicum – Nr. 22 gehen Schlupflider, sofern sie nicht zu weit fortgeschritten sind, wieder zurück.

Auf dem untersten Bild können die Fältchen von Nr. 1 ausgehend vom inneren Augenwinkel oberhalb und unterhalb des Auges und der milchige Ton von Nr. 4 beobachtet werden.

Wenn Sie mehr über die Antlitzanalyse wissen wollen, gibt es dazu ein Buch, das im Haug Verlag erschienen ist. Außerdem ist es empfehlenswert, einen Kurs zu besuchen, in dem Sie dieses Wissen vermittelt bekommen.

Körperpflege mit Schüßler-Salzen

Immer mehr Menschen reagieren allergisch auf Duftstoffe, auf Stoffe aus der High-Tech-Kosmetik und andere Wirkstoffe aus der Kosmetikindustrie.

Die biochemische Körperpflege zeichnet sich dadurch aus, dass die Produkte frei sind von Duftstoffen, Parabenen, Triethanolamin, Mineralölprodukten (Vaselin und Paraffin); sie werden auch nicht in Tierversuchen getestet.

Selbstverständlich wird besonderer Wert darauf gelegt, dass die Produkte von den Kunden gut vertragen werden. Tragen Sie die Körperpflegeprodukte dünn auf und massieren Sie sie dann gut in die Haut ein. Danach kann, wenn es gewünscht wird, ein weiteres Auftragen erfolgen.

Die Mineralstoffe nach Dr. Schüßler sind hochwirksame Stoffe. Deshalb können Erstreaktionen entstehen, die sich aber von Unverträglichkeitsreaktionen gut unterscheiden lassen. Fragen Sie Ihren Mineralstoffberater bzw. Apotheker, wenn sich Reaktionen bei Ihnen zeigen. Es hat sich gezeigt, dass bei konsequenter weiterer Anwendung des Produktes diese Reaktionen nach einiger Zeit (ein bis zwei Wochen) von selbst wieder vergehen, ähnlich der Reaktion bei der Einnahme der Mineralstoffe. Sind die Reaktionen überwunden, ist ein wesentlicher Schritt zu neuem Wohlbefinden getan.

Mineralstoff Gesichtscreme: Die Gesichtscreme fördert die Elastizität der Haut, stützt das Bindegewebe und wirkt der Faltenbildung entgegen. Sie ist für jeden Hauttyp geeignet und enthält keine Duftstoffe. Die leichte Feuchtigkeitscreme deckt alle Bedürfnisse der Haut nach Betriebsstoffen in Form der Mineralstoffe nach Dr. Schüßler ab. Sie versorgt die Haut mit Feuchtigkeit, reguliert den Fettstoffhaushalt und unterstützt eine gesunde Pigmentierung. Die Gesichtscreme kann als Make-up-Unterlage verwendet werden und in Kombination mit anderen Kosmetikprodukten.

Mineralstoff Cremegel Seborive: Ein Cremegel für fette und unreine Haut, die zu Akne neigt. Es wirkt pflegend und feuchtigkeitspendend. Die Zusammenstellung der Mineralstoffe berücksichtigt die entzündeten Talgdrüsen, die durch einen Mangel an Nr. 9 Natrium phosphoricum verstopft sind und dadurch die Fettabscheidung nicht mehr ausreichend reguliert werden kann.

Mineralstoff Körpercreme Regeneration: Fördert die Elastizität der Haut, stützt das Bindegewebe und reguliert die Pigmentierung der Haut mit Mineralstoffen, enthält keine Duftstoffe. Wertvolles Olivenöl pflegt und strafft die Haut und unterstützt die Wirkung der eingesetzten Mineralstoffe.

Mineralstoff Körpercreme Evocell: Ideal bei Cellulite, strafft das Bindegewebe und steigert die Elastizität der Haut, enthält keine Duftstoffe. Sie hat ebenfalls, wie die Körpercreme Regeneration, einen hohen Anteil an wertvollem Olivenöl.

Mineralstoff Körperlotion: Die tägliche Feuchtigkeitspflege mit Mineralstoffen für die junge Haut enthält keine Duftstoffe. Es handelt sich dabei um eine Lotion, in die alle notwendigen Mineralstoffe eingearbeitet sind, die für den Betrieb der Haut benötigt werden.

Mineralstoff Massageöl: Das Massageöl festigt das Bindegewebe, wirkt entspannend auf den Bewegungsapparat und die Muskulatur. Es beugt Schwangerschaftsstreifen vor, enthält keine Duftstoffe. Das Massageöl ist eine ölige Emulsion, in welche die Mineralstoffe eingearbeitet werden. Bei den Mineralstoffen wurde eine Mischung gewählt, die für Gelenke wichtig ist, das Bindegewebe strafft und stärkt und die Haut pflegt.

Mineralstoff Pre und After Sun mit Aloe Vera: Stärkt sonnenempfindliche Haut vor dem Sonnenbad, danach ist es ein ideales After Sun Gel, enthält keine Duftstoffe.

Achtung: Ohne Sonnenschutzfaktor!

Mineralstoff Duschgel für Körper und Haare: Das Duschgel kann auch als Haarshampoo und Badezusatz verwendet werden. Es belebt die Haut und unterstützt deren Schutzfunktion. Es enthält als einziges Produkt ätherisches Orangenöl. Bei Kopfschuppen oder Haarproblemen können sie eine Packung machen, wobei der Schaum einige Minuten einwirken sollte. Dabei werden Haar und Haarboden mit den wichtigen Mineralstoffen versorgt und gestärkt. Danach wird das Duschgel wieder gut ausgewaschen. Es ist auch bei Neigung zu Juckreiz zu empfehlen, vor allem bei jenen, die nach dem Duschen darüber klagen.

Lippenbalsam mit Mineralstoffen nach Dr. Schüßler: Da die Lippen mit einer besonders sensiblen Haut ausgestattet sind, sind sie auf eine ausreichende Versorgung mit Betriebsstoffen angewiesen. Dabei handelt es sich um Mineralstoffe, welche die Elastizität erhalten und außerdem die Lippen mit genügend Feuchtigkeit versorgen. Bei einem Mangel kommt es zu trockenen, rissigen oder gar aufgesprungenen Lippen. Manchmal bleiben die Mundwinkel über lange Zeit aufgerissen, ein oft lang andauerndes Problem. Bei all diesen Belastungen hilft der Lippenbalsam.

Der Wandel im Leben der Frau

Der Wandel im Leben der Frau betrifft nicht nur das Älterwerden, sondern viele Lebensabschnitte, die Veränderungen mit sich bringen, werden durchlebt. Als sehr problematisch ist die heutzutage geradezu vergötterte Zeit des jugendlichen Alters anzusehen. In der Mode, in der Werbung, im Fernsehen, ja scheinbar überall gibt es nur junge, hübsche Frauen. Was liegt näher als der Versuch, diese Altersstufe in seinem Leben festzuhalten? Wenn dann aber die Mittfünfzigerin, die fast 30 Jahre lang als 20-Jährige gelebt hat, ins Alter eintauchen muss, ist das besonders schmerzhaft.

Wenn wir Frauen alle Phasen unseres Lebens aufmerksam und wach durchleben, dann werden wir ein erfülltes Leben haben.

Natürlich müssen wir auch für unsere körperliche Gesundheit vorsorgen, damit die Lebensphasen nicht zu hohe Reibungsverluste verursachen. Dann wird unser biologisches Alter nicht nur mit dem Lebensalter übereinstimmen, sondern wir werden sogar besser aussehen und uns jünger fühlen als wir sind, ohne die Jugendlichkeit mit den damit verbundenen Verkrampfungen mühsam festhalten zu müssen.

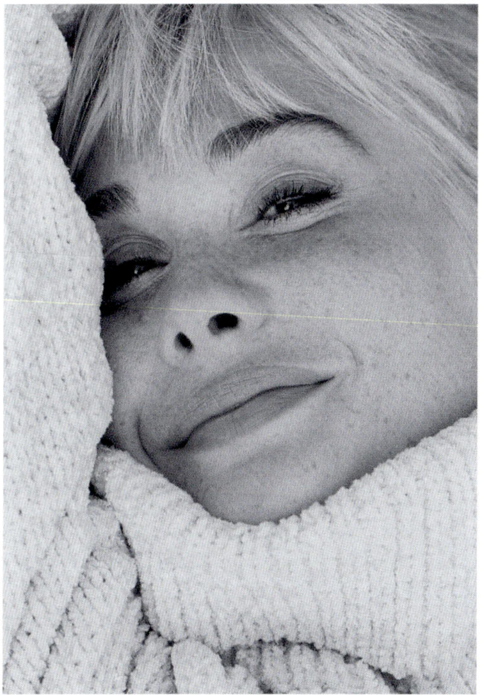

Sich wohl fühlen in jeder Lebensphase.

Frauen haben ihren eigenen Rhythmus

Frauen sind durch ihre körperlichen Eigenarten auf ganz besondere Weise in die Natur eingebunden. Das betrifft nicht nur die uns unmittelbar umgebende Natur, für die wir ein besonderes Gespür haben – Blumen und Tiere spielen da eine besondere Rolle –, sondern wir sind auch in das kosmische Geschehen eingebunden, wenn man den Mondzyklus berücksichtigt. Er hat nicht nur Einfluss auf den monatlichen Zyklus, sondern auch unter Umständen auf den Eintritt der Geburt im Phasenwechsel.

Im Leben der Frau können zwei verschiedene Bewegungen beobachtet werden: Die eine führt linear von der Geburt bis zum Tod und ist von bestimmten Abschnitten – Phasen – geprägt, die bei den meisten Frauen in ähnlicher Weise eintreten. Die andere Richtung ist kreisförmig, als Zyklus, und kennt immer wiederkehrende körperliche Ereignisse. Hier ist vor allem die Menstruation zu nennen. Das Leben mit den verschiedenen Phasen und Zyklen braucht Räume, in denen es sich entfalten kann. Ob ein Frauenleben glücklich wird, hängt davon ab, ob diese Räume vorhanden sind und innerlich bewahrt werden können.

Lebensphasen

Charlotte Bühler, eine der großen Humanpsychologinnen des 20. Jahrhunderts, hat in ihrem Buch *Psychologie im Leben unserer Zeit* fünf große Phasen beschrieben:

- Periode I: Vorschul- und Schulzeit
- Periode II: Vorbereitung auf den Beruf, Anfänge im Beruf und voreheliche Beziehungen
- Periode III: volle Berufstätigkeit, Eheschließung, Familiengründung
- Periode IV: Erfolge und Auswirkungen des Berufs sind von Bedeutung, Rückkehr in den Beruf, die Kinder gehen aus dem Haus, werden selbstständig und bereichern die ursprüngliche Familie mit eigenen Familiengründungen oder machen sie durch ihre Loslösung ärmer
- Periode V: frühere Berufe werden durch Teilberufe oder Hobbys ersetzt, oft ist der Verlust eines Ehepartners zu beklagen.

Diese Phasen folgen dem soziologischen Verlauf des Lebens. Eine andere Einteilung ist die nach der körperlichen Entwicklung. Havighurst beispielsweise traf sie unter dem Gesichtspunkt der Entwicklungsaufgaben: frühe

Kindheit (0–6 Jahre), mittlere Kindheit (6–12 Jahre), Pubertät (12–18 Jahre), Adoleszenz (18–24 Jahre), frühes Erwachsenenalter (24–35 Jahre), mittleres Alter (35–60 Jahre), älter (60–70 Jahre), alt (ab 70 Jahre). In diesem Buch wurde eine Mischung dieser beiden Einteilungen vorgenommen, um dem realen Verlauf des Lebens möglichst gerecht zu werden.

Lebenszyklen

Zyklen sind immer wiederkehrende Abläufe, die zumindest über einen bestimmten Zeitraum des Lebens auftreten. Der bedeutendste Zyklus im Leben der Frau ist wohl der Monatszyklus, verbunden mit der Menstruation. Es gibt auch den Zyklus der Erneuerung unseres Körpers, der sich über sieben Jahre erstreckt. Er betrifft jeden Menschen, ist kaum beobachtbar und spielt in diesem Buch keine große Bedeutung.

Lebensräume

Das Kind ist darauf angewiesen, dass ihm bestimmte Lebensräume zur Verfügung gestellt werden. Großen Einfluss auf das weitere Leben hat beispielsweise, ob es ein eigenes Zimmer hat oder nicht, ob es eine Spielecke gibt, wo die Spielsachen untergebracht werden können. Auch müssen in der Familie Spielräume geschaffen werden. Es muss Raum für Begegnungen geben und auch zum Sichzurückziehen. Für Kinder ist es eine wunderbare Erfahrung, dass das Wohnzimmer nicht nur für die Erwachsenen da ist oder gar nur ein Vorzeigezimmer, sondern ein Raum, in dem sich alle aufhalten können. Es gibt Kinder, die haben nicht mehr den Mut, ihre Spielsachen überhaupt hervorzukramen, weil sie die „so ordentliche“ Wohnung dadurch verschlampen könnten. Wie viel besser geht es Kindern, die sich entfalten dürfen, die lernen, mit Räumen auf eine ganz natürliche Weise umzugehen, aber nicht ohne Grenzen! Mit Räumen sind nicht nur Zimmer oder Orte gemeint, sondern auch innere Räume, das Sicheinlassen auf Menschen und Dinge.

> Das Leben des Menschen findet immer in bestimmten Situationen oder Räumen statt.

Später gibt es dann Räume für Freundschaften, die erste Liebe, eine Partnerschaft, eine Familie, die Berufsausübung, für Hobbys, für Urlaub, für das Heranreifen, für die Pension und für das Alter.

Gibt es einen dieser Räume nicht, dann leidet die Entwicklung. Dazu gehört ganz besonders der Raum der persönlichen Begegnung, in dem Menschen einander auf gleicher Ebene begegnen, ohne Über- oder Unterordnung.

Es ist für Mädchen von großer Bedeutung, in einem Klima partnerschaftlicher Begegnung aufzuwachsen, damit sie dann als junge Frauen mit ihrem Partner in dieser Haltung ihr Leben gestalten können. So ist von vornherein einer problematischen Entwicklung, in der Unterwürfigkeit oder Unterordnungsbereitschaft gedrillt werden, ein Riegel vorgeschoben.

Kindheit

Bereits in der Kindheit erlebt sich das Kind in einem geschlechtsbezogenen Rollenspiel. Die Beziehung zwischen Vater und Mutter wird genau wahrgenommen, wenn auch nicht bewusst erlebt. Je ermutigter das kleine Mädchen aufwachsen kann, umso mehr kann es sich später an seine frühe Kindheit erinnern. Je mehr Bedingungen es allerdings erfüllen muss, um von seinen Eltern angenommen zu werden, umso mehr legt sich ein Schleier über diese frühe Kindheit. Das kleine Mädchen, das sich anfänglich mit der Mutter identifiziert, ahmt die Mutter nach, um dem Vater zu gefallen. Das ist die Periode, in der jedes Mädchen seinen Vater heiraten will. Es löst sich von der Mutter, indem es sich mit der Rolle der Mutter als Frau identifiziert. Es ist sehr wichtig, dass Väter ihre Töchter nicht zurückweisen oder sich über sie lustig machen, denn der Vater ist der erste Mann im Leben jeder Frau und bestimmend für ihre weitere Entwicklung und ihr Verhalten Männern gegenüber.

Erste Begleitung mit Mineralstoffen

Die Versorgung mit Mineralstoffen kann bereits ab der Geburt erfolgen. Der kleine Körper leistet im ersten Lebensjahr mehr als in allen anderen Jahren des Menschenlebens. Deshalb ist die Begleitung von Kleinkindern für uns ein wichtiges Anliegen.

Das zahnende Kind

Mineralstoff	Spezieller Bedarf	Stück/Tag
Calcium fluoratum – Nr. 1	Elastizität der Kiefergewebe	7
Ferrum phosphoricum – Nr. 3	Widerstandskraft, Immunsystem	7
Kalium phosphoricum – Nr. 5	Gewebeaufbau, Energie	10
Natrium chloratum – Nr. 8	Neubildung von Gewebe	10

Wachstumsprobleme

Wachstumsprobleme sind meistens mit einem Mangel an Calcium phosphoricum verbunden. Mädchen mit Wachstumsproblemen sind blass und leiden sehr leicht an Gelenkschmerzen. Empfohlen wird die Einnahme von 20–30 Tabletten Calcium phosphoricum täglich (jede halbe bis Viertelstunde eine Pastille). Für die schmerzenden Gelenke – meist sind die Knie betroffen – hat sich das Gelenkecremegel gut bewährt (s. S. 136). Bringt Nr. 2 Calcium phosphoricum nicht den gewünschten Erfolg, ist folgende Mineralstoffmischung angebracht:

Mineralstoff	Spezieller Bedarf	Stück/Tag
Calcium fluoratum – Nr. 1	Schutz des Lebens	7
Calcium phosphoricum – Nr. 2	Substanzbildung	10
Ferrum phosphoricum – Nr. 3	Widerstandskraft, Immunsystem	7
Kalium phosphoricum – Nr. 5	Gewebeaufbau	10
Magnesium phosphoricum – Nr. 7	Spannkraft	7
Natrium chloratum – Nr. 8	Neubildung von Gewebe	10
Silicea – Nr. 11	Bildung von Bindegewebe	7
Kalium jodatum – Nr. 15	Steuerung der Schilddrüse	5
Calcium carbonicum – Nr. 22	Stärkung des Körpers von innen her	5

Blaue Lippen

Wenn die inneren Organe mit dem Wachstum des Körpers nicht mehr Schritt halten können, ist auch das Herz überfordert. Es ist nicht mehr in der Lage, den ganzen Körper ausreichend mit Blut zu versorgen. Das ist an blauen Lippen zu erkennen. Häufig treten sie auch nach körperlicher Anstrengung beziehungsweise sportlicher Betätigung und vor allem beim Schwimmen auf.

Hinweis

Wird jede halbe Stunde eine Pastille Calcium fluoratum eingenommen, kann die Blaufärbung der Lippen als Zeichen der Überforderung des Herzens bald verschwinden.

Es darf aber nicht übersehen werden, dass die Mineralstoffe weit über das Verschwinden der Beschwerden oder des Symptoms hinaus eingenommen werden müssen, damit der Organismus die entsprechenden Speicher wieder auffüllen kann.

Pubertät

Wenn die Geschlechtlichkeit bewusst wird und die Auseinandersetzung mit dem eigenen und dem anderen Geschlecht beginnt, ziehen sich begeisterte Väter oft aus Unsicherheit von ihren Töchtern zurück. Sie wissen nicht, wie sie diese „Kindfrauen" behandeln sollen. Ihre Unbeholfenheit und Ängste um die Zukunft der Tochter führen oft zu Zerwürfnissen und Auseinandersetzungen, die den Töchtern schwer zu schaffen machen. Sie können nicht verstehen, dass der Vater plötzlich so streng ist oder überhaupt keine Stellung mehr bezieht, was als Gleichgültigkeit verstanden wird. Hier sollten die Mütter einspringen und der Tochter das Verhalten des Vaters erklären.

Geschlechtliche Entwicklung

In der Pubertät, die beim Mädchen mit circa 11 Jahren beginnt und zwischen dem 15. und 16. Lebensjahr endet, erlebt das heranwachsende Mädchen radikale Veränderungen. Damit ist nicht nur die Entwicklung der sekundären Geschlechtsmerkmale aufgrund der beginnenden Hormonproduktion gemeint, die das Aussehen stark verändern, sondern auch die seelische Entwicklung.

Die körperliche Entwicklung in der Pubertät führt zusammen mit einer guten „seelischen" Förderung zu einer sozial eigenständigen Persönlichkeit.

Bedingt durch das Spannungsverhältnis zwischen physiologischen, vor allem hormonal bedingten Körperveränderungen und eines sozial noch nicht „geordneten" Geschlechtslebens, ist die Pubertät auch eine Phase sozialer und seelischer Unausgeglichenheit. Sie zeigt sich in leicht hervorrufbarer Erregtheit, Gefühlszerrissenheit und Unausgeglichenheit. Diese Zeit ist auch gekennzeichnet durch eine mehr oder weniger stark ausgeprägte Protesthaltung gegen die Erwachsenenwelt und Schwierigkeiten bei der sozialen Orientierung. Wichtig ist, das Mädchen bei der Durchwanderung dieses stürmischen Lebensabschnittes behutsam und sensibel zu begleiten, damit es einen positiven Zugang zu seiner Geschlechtlichkeit erhält und diese später erfüllt leben kann.

Die Aufklärung nicht aufschieben

Bei der Aufklärung sind zwei Bereiche zu unterscheiden. Zunächst geht es um die rein körperliche Aufklärung, damit das Mädchen eine natürliche Beziehung zu seinem eigenen Körper aufbauen kann. Es kann dadurch allen seinen Veränderungen zustimmen, auch wenn sich der Körper während der geschlechtlichen Heranreifung sehr verändert.

Der zweite Teil betrifft die inneren Veränderungen. Diese hinken heute oft weit hinter der körperlichen Entwicklung her, da die körperliche Reifung außerordentlich beschleunigt ist. Das Mädchen hat bereits einen ausgereiften Körper, ist innerlich aber häufig noch ein Kind und braucht dringend Begleitung bei der Arbeit an der Persönlichkeit.

Auch in der Beziehung zum anderen Geschlecht benötigt das Mädchen Hilfe, auch wenn es das häufig nicht einsieht. Hier sind Mutter und Vater gefragt, behutsam, aber deutlich den richtigen Weg zu weisen.

Eventuell sollte die Mutter die Tochter darauf aufmerksam machen, dass sie bei der Wahl ihres Freundes anspruchsvoller sein sollte als bei der Wahl von Kleidungsstücken. Auf diese Weise könnte die Mutter ihrer Tochter vielleicht die Augen öffnen, damit sie nicht blind in jenes Abenteuer einsteigt, das zu den spannendsten im Leben eines Menschen zählt.

Menarche

Der Zugang zum Körper wird von der Mutter vorgelebt. Je selbstverständlicher die Mutter ihre Regelblutung annehmen kann, umso weniger Probleme wird auch die Tochter haben. Es ist wichtig, dass das Mädchen vor der ersten Regelblutung über die Vorgänge in ihrem Körper aufgeklärt wird und die erste Regelblutung nicht als Unglück erlebt.

> Mädchen sollten vor der ersten Blutung über den Monatszyklus Bescheid wissen.

Menstruationsblut ist nichts, dessen man sich zu schämen hätte. Es ist nicht „unrein“ und Ausdruck eines ganz natürlichen Geschehens, das den Beginn der Geschlechtsreife anzeigt.

Folgende Mineralstoffmischung, täglich eingenommen, kann zu einer beschwerdefreien monatlichen Blutung beitragen:

Mineralstoff	Spezieller Bedarf	Stück/Tag
Calcium phosphoricum – Nr. 2	Blutbildung	20
Ferrum phosphoricum – Nr. 3	Bildung der roten Blutkörperchen	10
Kalium chloratum – Nr. 4	Drüsenapparat	10
Magnesium phosphoricum – Nr. 7	Abbau unterschwelliger Spannungen	10
Silicea – Nr. 11	Nerven	7
Calcium sulfuricum – Nr. 12	Abfluss	10
Kalium jodatum – Nr. 15	Gefühlshaushalt	5

Die monatliche Blutung

In der letzten Woche vor der Menstruation, wenn die Gelbkörperhormonphase am stärksten ist, wird die Schlackenausscheidung des Körpers leicht reduziert. Er bereitet sich auf eine mögliche Schwangerschaft vor und die Gebärmutterschleimhaut wird aufgebaut. Vor dem Eintritt der Regelblutung sinkt der Gelbkörperhormonspiegel, der Körper „weiß", dass keine Schwangerschaft vorliegt und die Menstruation kann durch Abstoßen der aufgebauten Gebärmutterschleimhaut einsetzen. Zu diesem Zeitpunkt wird vom Organismus vermehrt auch Flüssigkeit über die Harnwege ausgeschieden. In der letzten Woche vor der Blutung kann bis zu einem Kilogramm Gewicht zugenommen werden, das nach Beginn der Blutung wieder ausgeglichen wird.

Eine blasse Gesichtsfarbe zu Beginn der Blutung deutet auf einen Mangel an Nr. 2 Calcium phosphoricum hin, eine grünliche Farbe um das Kinn auf einen Mangel an Nr. 10 Natrium sulfuricum. Ist das Kinn mehr gelblich-bräunlich, fehlt Nr. 6 Kalium sulfuricum. Diese Mineralstoffe sind für die Entschlackung und den Eiweißauf- und -abbau notwendig.

Einnahmeempfehlung bei Regelschmerzen (besonders bei jungen Mädchen):

Mineralstoff	Spezieller Bedarf	Stück/Tag
Ferrum phosphoricum – Nr. 3	Bildung roter Blutkörperchen	10
Kalium chloratum – Nr. 4	Drüsenapparat	10
Magnesium phosphoricum – Nr. 7	Abbau unterschwelliger Spannungen	als „heiße 7" so oft wie notwendig
Silicea – Nr. 11	Nerven	7

Die meisten Mädchen erleben die ersten Tage ihrer Blutung als schmerzhaft. Häufig stellen sich Krämpfe ein. Diese können am besten durch die „heiße 7“ (s. S. 45) gelindert werden. Wenn die Regelkrämpfe nicht nachlassen, kann zusätzlich Nr. 2 Calcium phosphoricum benötigt werden. Sollte auch dieser zusätzliche Mineralstoff keine Hilfe bringen, hat sich in der Praxis ein „Mineralstoffcocktail“ bewährt. Dabei werden sieben Tabletten von jedem Mineralstoff in lauwarmem Wasser aufgelöst und schlückchenweise in den Mund genommen.

Unregelmäßigkeiten im Zyklus

Der Zyklus ist einmal zu lang, dann wieder kommt die Regel zu früh – der Rhythmus ist noch nicht gefunden. Diese Unausgegorenheit spiegelt sich auch in dem unausgewogenen Gefühlsleben wider, das die Pubertät bestimmt. Durch den angegriffenen Gemütszustand wird sehr viel Nr. 4 Kalium chloratum verbraucht. Der Mangel an diesem Mineralstoff führt dann zum Weißfluss (Fluor genitalis), einer weißlich-milchigen Absonderung, die besonders zur Zeit des Eisprungs auftritt. Die regelmäßige Einnahme von einer Tablette Nr. 4 Kalium chloratum pro Stunde schafft Abhilfe. Bei einer starken Absonderung sollte die Dosierung kurzfristig auf eine Tablette alle 10 Minuten erhöht werden. Bei gelblichem Ausfluss zeigt sich ein Bedarf an Nr. 6 Kalium sulfuricum.

Die Hormonumstellung hat Auswirkungen auf den Körper

Der Umbau des weiblichen Körpers vom Mädchen zur gebärfähigen Frau ist von tief greifenden Veränderungen geprägt, die im Wesentlichen von Hormonen eingeleitet und gesteuert werden.

Pubertätsakne oder juvenile Akne

Kurz bevor die Regelblutung auftritt, stellen sich unter Umständen vermehrt Aknepickel im Gesicht ein. Akne ist generell ein Problem der Pubertät, verursacht durch eine zu hohe Säurekonzentration im Körper. Diese entsteht durch die erhöhte Spannung des Körpers, welche wiederum in den seelischen Problemen dieses Lebensabschnittes begründet ist.

Die Säure wird durch Nr. 9 Natrium phosphoricum abgebaut. Wenn zusätzlich das Aknecremegel angewendet wird, kann sich schon nach kurzer Zeit eine Verbesserung einstellen. Manche Mädchen, die schon von Hormonen über Antibiotika bis hin zu Fruchtsäure-Schälkuren, alles ohne Erfolg, versucht hatten, waren hocherfreut über die Hilfe, die ihnen die Mineralstoffe brachten.

Eisenmangel, der sich in diesen Phasen oft einstellt und die Entstehung von Pickeln begünstigt, entsteht nicht nur durch den Blutverlust, sondern auch durch die vermehrte „Reibung“ mit der Umwelt.

Einnahmeempfehlung bei Akne:

Mineralstoff	Spezieller Bedarf	Stück/Tag
Ferrum phosphoricum – Nr. 3	Entzündungsherde rund um die Pickel	10
Kalium chloratum – Nr. 4	Drüsen	10
Natrium phosphoricum – Nr. 9	Neutralisierung der Säure	20–30

Seitenstechen

Wenn der Energiehaushalt überfordert ist, dann zeigt sich das an jenem Organ, das auf der körperlichen Ebene am meisten für die Aufrechterhaltung des Energiefeldes zuständig ist: die Milz. Das Seitenstechen geht von einer überforderten Milz aus. Zur Unterstützung bei körperlicher Belastung ist die Einnahme von Kalium phosphoricum empfehlenswert. Jede halbe bis volle Stunde eine Tablette Kalium phosphoricum im Mund zergehen lassen bietet bei häufigem Seitenstechen eine überraschende Hilfe. Zur Auffüllung der Speicher sollte der Mineralstoff noch lange eingenommen werden, nachdem sich die Beschwerden längst verabschiedet haben.

Hinweis

Kalium phosphoricum hilft auch bei schlechtem Mundgeruch, der häufig in Schwächeperioden auftritt.

Schamröte

Die neuen, überraschenden Entwicklungen erzeugen eine Unsicherheit, die eine große Spannung zur Folge hat. Dabei wird sehr viel Magnesium phosphoricum verbraucht. Ein Mangel an diesem Mineralstoff zeigt sich in einer leichten, zarten Röte neben den Nasenflügeln, die sich aber auch über das gesamte Gesicht ausbreiten kann.

Bei der geringsten Unsicherheit oder Infragestellung verstärkt sich die ohnehin schon hohe Spannung und es kommt zu einem erhöhten Verbrauch von Magnesium phosphoricum. Folge ist die so genannte Schamröte. Die regelmäßige Einnahme von Magnesium phosphoricum, vor allem in Form der „heißen 7“ (s. S. 45), hilft, allerdings nur auf der körperlichen Ebene. Eine verständnisvolle, behutsame Begleitung, in der das Selbstwertgefühl aufgebaut wird, lässt ständiges Erröten zurückgehen.

Hautgrieß

Durch das intensive Gefühlsleben in der Pubertät werden viele Mineralstoffmoleküle von Nr. 4 Kalium chloratum verbraucht. Eine zusätzliche elektromagnetische Belastung fördert den Raubbau an dem Speicher dieses Mineralstoffes, wodurch sehr viele Faserstoffe im Körper frei werden. Diese Faserstoffe sammeln sich unter der Haut als kleine körnchenartige Gebilde an, als Hautgrieß. Diese können nicht wie Mitesser ausgedrückt werden, sondern in der Kosmetik werden sie mithilfe von Nadeln entfernt.

Kalium chloratum über einige Monate reichlich eingenommen (je nach Mangel 10–30 Stück am Tag) und äußerlich als Cremegel aufgetragen, hilft relativ schnell, diese lästige Hauterscheinung loszuwerden.

Bulimie und Magersucht

Diese beiden Krankheiten müssen von Therapeuten behandelt werden und hängen sicher auch damit zusammen, dass die betroffenen Mädchen ihre „Wirklichkeit" nicht annehmen oder schwerwiegende Probleme nicht verarbeiten können. Zusätzlich können Mineralstoffe nach Dr. Schüßler hilfreich sein.

Bei Bulimie:

Mineralstoff	Spezieller Bedarf	Stück/Tag
Calcium phosphoricum – Nr. 2	Reduzierung der angstvollen Spannung	20
Ferrum phosphoricum – Nr. 3	Stärkung der Widerstandskraft	20
Kalium phosphoricum – Nr. 5	Förderung der Energie	10
Magnesium phosphoricum – Nr. 7	Beruhigung der Nerven	„heiße 7"
Silicea – Nr. 11	Stärkung der Nerven	7

Bei Magersucht:

Mineralstoff	Spezieller Bedarf	Stück/Tag
Calcium fluoratum – Nr. 1	Schutz nach außen	10
Calcium phosphoricum – Nr. 2	Substanzbildung	20

Mineralstoff	Spezieller Bedarf	Stück/Tag
Ferrum phosphoricum – Nr. 3	Auseinandersetzungsfähigkeit mit der Welt	10
Kalium chloratum – Nr. 4	Harmonisierung des Gefühlshaushaltes	10
Kalium phosphoricum – Nr. 5	Aufbau der Energie	10
Kalium sulfuricum – Nr. 6	Stärkung der Verdauung	7
Magnesium phosphoricum – Nr. 7	Abbau der inneren Spannung	„heiße 7“
Natrium chloratum – Nr. 8	Aufbau von Gewebe	10
Natrium phosphoricum – Nr. 9	Abbau von Säuren	10
Natrium sulfuricum – Nr. 10	Abbau von Schlacken	10
Silicea – Nr. 11	Aufbau von Bindegewebe	7
Calcium sulfuricum – Nr. 12	Verbindung der Innen- mit der Außenwelt	7

Mit der Mischung muss vorsichtig begonnen werden, vielleicht mit einem Viertel der Dosierung, dann langsam steigern.

Erste Liebe

Für den heranwachsenden Menschen ist die erste Liebe ein ganz besonderes Erlebnis. Je nach Geschlecht wird die erste Liebe anders erlebt. Mädchen erleben die tiefe Erfahrung des ersten Geschlechtsverkehrs ganzheitlicher, gefühlsbetonter, aber sicher ist es für beide Geschlechter beim ersten Mal besonders aufregend.

In der ersten Phase der Verliebtheit sieht der Mensch den Partner durch die rosarote Brille. Ein gewisser Realitätsverlust ist dabei festzustellen. Im Laufe der Zeit tritt der Widerspruch zwischen Realität und Traum immer schärfer zu Tage und von dem erträumten Bild muss Abschied genommen werden. Die erste Phase eines verliebten Mädchens ist für die Eltern oft nicht einfach durchzustehen. Hier ist Geduld gefragt, besonders wenn der Partner überhaupt nicht den Erwartungen (der Eltern) entspricht. Allerdings darf die eigene Meinung nicht verheimlicht werden, da sonst keine ehrliche Auseinandersetzung stattfinden kann, auch wenn momentan Verstimmungen auftreten

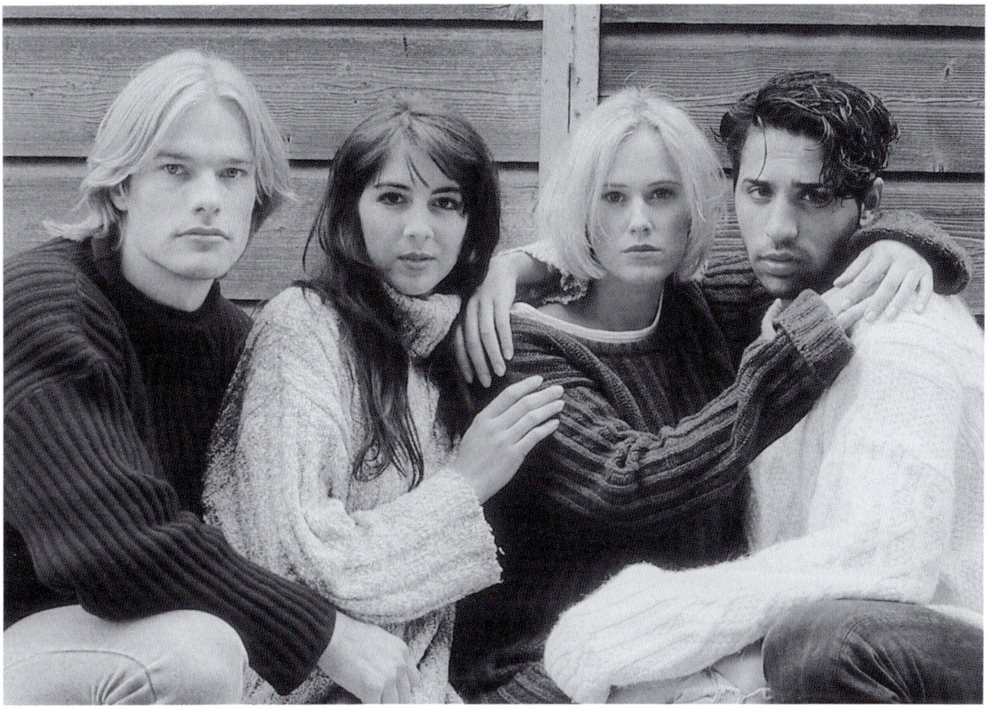

Die erste Liebe: Ein Auf und Ab der Gefühle.

können. Später heißt es dann: „Das hättest du mir aber auch viel früher sagen können (müssen)!"

Auch die allzu schnelle Aufnahme eines jungen Mannes in die Familie ist problematisch. Geht die Beziehung in die Brüche, leiden auch die Eltern unter dem Abschied.

Sexualität und Geschlechtsverkehr

„Das erste Mal" ist oft von Unwissenheit und Stress begleitet. Trotz der vielen Informationen, die in den Medien angeboten werden, sind die Jugendlichen oft allein gelassen. Das gilt besonders für Mädchen. Sexualität ist daher am Anfang auch mit Angst besetzt: Angst vor Schmerzen, Angst davor, etwas falsch zu machen. Bis die Sexualität als Akt und Ausdruck der Liebe zweier Menschen, getragen von der ganzen Person, erlebt und gelebt werden kann, ist ein weiter Weg zurückzulegen. Dazu gehört besonders ein liebevoller und verständnisvoller Partner. Wichtig ist, dass beide einander achten und wertschätzen. Für Frauen ist es wichtig zu wissen, dass Zärtlichkeit stattfinden kann ohne Bedingungen.

Eine voll gelebte Sexualität erfüllt jeden Menschen mit besonderem Glück und fördert die Gesundheit, die Vitalität und das Wohlbefinden. Jede verkrampft gelebte Sexualität oder jeder nur aus Pflicht vollzogene Geschlechtsverkehr belastet den Organismus und führt unter Umständen zu körperlichen Problemen.

Die Hemmschwelle, sich auf ein sexuelles Abenteuer einzulassen, ist in den letzten Jahren stark gesunken. Viele haben den Anspruch, dass einer sexuellen Beziehung eine gemeinsame innere Auseinandersetzung vorangeht, leider fallen gelassen. Das rächt sich meistens. Denn die Umkehrung, dass sich aus einem sexuellen Abenteuer auch eine tiefe innere Beziehung entwickelt, ist meistens ein Trugschluss. Aus einer tiefen Zärtlichkeit, verbunden mit einem behutsamen Umgang miteinander in gegenseitiger Achtung, erwächst jene geschlechtliche Beziehung, die von Dauer ist. Sie ist nicht auf Ausreizung des sexuellen Geschehens ausgerichtet, sondern auf die tiefste Begegnung, die auf der körperlichen Ebene möglich ist.

Der Geschlechtsverkehr verlangt vor allem vom weiblichen Körper eine große Menge an Mineralstoffen, wobei Nr. 1 Calcium fluoratum an erster Stelle steht. Es wird für das Dehnen und Zusammenziehen der Blutgefäße im Genitalbereich benötigt. Die Schleimhäute benötigen Nr. 8 Natrium chloratum, der beanspruchte Gefühlshaushalt Nr. 4 Kalium chloratum. Nr. 3 Ferrum phosphoricum ist für den beschleunigten Pulsschlag und Stoffwechsel notwendig, Nr. 5 Kalium phosphoricum für die Energie, Nr. 11 Silicea für die Nerven, Nr. 7 Magnesium phosphoricum für den Abbau der Spannung und Nr. 15 Kalium jodatum für das Abklingen der inneren Erregung.

Die Antibabypille – Empfängnisregelung

Die Antibabypille ist heute die sicherste Form der Empfängnisverhütung. Für junge Mädchen gibt es schwach dosierte Sorten. Ein guter Gynäkologe kann die junge Frau so beraten, dass sie vor gesundheitlichen Schäden weitestgehend geschützt ist. Kann die Pille nicht eingenommen werden, gibt es andere Möglichkeiten der Empfängnisverhütung. Informationen geben alle Familienberatungsstellen, gynäkologische Ambulanzen oder der Frauenarzt.

Für Frauen um die 40 kann eine andere Methode statt der „Pille" angezeigt sein, da diese eine erhebliche Belastung für den Leberstoffwechsel bedeutet. Tatsächlich gibt es viele Frauen in gebärfähigem Alter, die „pillenmüde" sind, das heißt, die Antibabypille aus verschiedenen Gründen ablehnen. Jede Frau sollte mit ihrem Partner über dieses Problem sprechen und sich beraten lassen. Dann wird sie die ihr entsprechende Methode der Geburtenregelung finden.

Die hormonelle Belastung durch die Antibabypille lässt sich durch die Einnahme von Mineralstoffen nach Dr. Schüßler reduzieren:

Mineralstoff	Spezieller Bedarf	Stück/Tag
Calcium fluoratum – Nr. 1	Elastizität der Adern (Vorbeugung vor Krampfadern)	10
Calcium phosphoricum – Nr. 2	Eiweißhaushalt	10
Kalium chloratum – Nr.4	Drüsenhaushalt	10
Natrium phosphoricum – Nr. 9	Säureregulierung	10
Silicea – Nr. 11	Nerven	10
Kalium jodatum – Nr. 15	Schilddrüse	5

Die junge Frau

Sie hat zu ihrer Unabhängigkeit gefunden, steht fest im Berufsleben und versorgt sich selbst. Es ist für junge Frauen sehr wichtig, vorerst nicht auf einen Mann angewiesen zu sein und die Partnerschaft wählen zu können, die ihr am meisten entspricht.

Das prämenstruelle Syndrom (PMS)

Die junge Frau hat gelernt mit ihrem Rhythmus zu leben. Der Körper ist eingespielt, hin und wieder treten Krämpfe auf, aber auch darauf ist sie gefasst und kann damit umgehen. Dennoch stellen sich möglicherweise Beschwerden ein, wie ein Spannen in der Brust kurz vor der Regelblutung oder um die Zeit des Eisprunges.

Hinweis

Ein paar Tage vor der Blutung stellt sich vielleicht ein Schokoladenheißhunger ein, der nach Nr. 7 Magnesium phosphoricum verlangt. Als „heiße 7" 2–3-mal am Tag genommen reduziert der Mineralstoff außerdem Regelkrämpfe.

Vor der Menstruation ist die Frau gefühlsmäßig unausgeglichen und oft gereizt, manchmal stellen sich migräneartige Zustände ein. Diese Gereiztheit, das „Unwohlsein" in wahrstem Sinne, tritt bei manchen Frauen um die Zeit des Eisprunges auf. Auch leiden Frauen dann gelegentlich unter depressiven Verstimmungen. Diese Störungen werden in der Medizin unter der Bezeichnung „prämenstruelles Syndrom" zusammengefasst. Aus der Naturheilkunde ist hier das Nachtkerzenöl bekannt, das beruhigend wirkt. PMS greift stark in das Wohlgefühl einer Frau ein. Frauen, die davon geplagt werden, sollten ihren Körper sorgsam mit Mineralstoffen nach Dr. Schüßler versorgen und auch auf ihre Ernährung sowie gesunde Lebensumstände achten.

Zur Vorbeugung des prämenstruellen Syndroms wird folgende tägliche Mineralstoffmischung empfohlen:

Mineralstoff	Spezieller Bedarf	Stück/Tag
Calcium phosphoricum – Nr. 2	Blutbildung	10
Ferrum phosphoricum – Nr. 3	Eisenhaushalt	10
Kalium chloratum – Nr. 4	Drüsen- bzw. Gefühlshaushalt	10
Kalium phosphoricum – Nr. 5	Energie	7
Magnesium phosphoricum – Nr. 7	Reduzierung der unwillkürlichen Spannung	„heiße 7"
Natrium phosphoricum – Nr. 9	Abbau der Säure	10
Silicea – Nr. 11	Nerven	7

Kosmetik

Pflege und Reinigung der Haut sind heutzutage sehr wichtig, ist doch die Haut unser größtes Organ, die Kontaktstelle mit der Umwelt, unser Schutz. Die Umweltverschmutzung macht es notwendig, auf eine hautfreundliche Reinigung zu achten. Staub, mit Schwermetallen belastete Luft, Insektizide, Pestizide, freie Radikale, Ozon und UV-Strahlen beanspruchen stark die Haut, sind sogar eine Gefährdung! Für die Reinigung und Pflege bietet sich die Kosmetik-Pflegelinie mit Mineralstoffen natürlich an. Diese Pflegelinie unterstützt die Funktionen der Haut, wie Feuchtigkeitsregulation, Stärkung der Abwehrkraft, Regeneration, Regulation des Fettstoffgehalts und Durchblutung.

Kosmetik hat also auch die Funktion der Gesunderhaltung. Übertreibungen, besonders wenn es um das Schminken geht, sind eher schädlich.

Schminke soll die persönliche Eigenart, die einzigartige Schönheit jeder Frau hervorheben und unterstreichen und ist nur dann gekonnt und richtig angewendet, wenn man fast nicht merkt, dass die Frau geschminkt ist. Keinesfalls sollte eine Maskerade daraus gemacht werden!

Der Sonnenschutz hat natürlich auch eine ganz besondere Bedeutung in der Biochemie nach Dr. Schüßler. Er wird ausführlich in dem Buch *Gesund durchs Jahr mit Schüßler-Salzen* besprochen.

Berufswelt

Die Berufswelt richtet sich nicht nach den körperlichen Zyklen und Rhythmen der Frau und verlangt heute mehr denn je einen Frauentypus, der diese Urrhythmen des Lebens verdrängt. Heutzutage müssen Frauen tagtäglich „ihren Mann" stehen. Es wird eine gut „funktionierende" Frau bevorzugt, die immer fit und souverän wirkt, dabei gut aussehend und schlank ist. Lebendigkeit ist auf keinen Fall das Kriterium.

Frauen spüren das instinktiv und verstecken ihre „Wehwehchen". Nach wie vor ist es verpönt, über die Regelblutung zu sprechen. Sie wird totgeschwiegen, verschämt versteckt, ängstlich verborgen, wie zu allen Zeiten, heute nur aus anderen Gründen als früher. Dieses Unterbinden der weiblichen, rhythmengebundenen Lebensweise ist uns so selbstverständlich geworden, dass Frauen gar nicht mehr merken, unter welchen selbstverständlichen Zwängen ihr Leben heute abläuft.

Das „weibliche Leben" wird in den Untergrund, in das Unbewusste, Unterschwellige, außerhalb der Wahrnehmungsfähigkeit abgedrängt, von wo es sich unter Umständen regelmäßig meldet, z. B. als prämenstruelles Syndrom. Es geht hier nicht um eine Entwertung der Berufswelt, sondern um ein Aufmerksammachen auf ihre Härte und Rücksichtslosigkeit, gibt es doch Unternehmen, die Zurückhaltung bei der Einstellung von Frauen üben, weil diese häufiger krank seien oder Kinder bekommen. Frauen sollten sich in ihrer tatsächlichen Befindlichkeit mehr wahrnehmen und die Bedingungen für ihr Wohlbefinden feststellen, um sich dann mit ihrem ganzen Frausein in die Arbeitswelt zu integrieren.

> Frauen sind aus der Berufswelt nicht mehr wegzudenken.

Frauen haben sicher auch eine gewisse Unabhängigkeit erreicht, weil sie auf eigenen Füßen stehen und ihr Geld selbst verdienen. Durch die dadurch erfolgte Selbstbestätigung haben sie einen großen Schritt zu einem guten Selbstwertgefühl gemacht.

Immer mehr entsteht ein Berufsverständnis, aus dem heraus Frauen Berufe ausüben wollen, die sie ansprechen und interessieren. Für Frauen ist deshalb eine qualifizierte Berufsausbildung von allergrößter Bedeutung.

Partnerschaft und Hygiene

In der Partnerschaft sollte die Frau auf keinen Fall Abstriche von ihren Anforderungen an die Hygiene machen. Besonders im geschlechtlichen Bereich ist Hygiene von besonderer Bedeutung und kein liebender Partner wird Probleme haben, Reinlichkeit in diesem Bereich zu pflegen. Wie überhaupt die Hygiene, die körperliche wie auch die psychische, eigentlich eine Selbstverständlichkeit sein müsste.

Hierher gehört auch das Problem von Infektionen im Genitalbereich, von Herpes, Pilzen und Warzen!

Mykose (Pilzinfektion)

Oft sind Pilze resistent gegen jede Behandlung und dann treten Pilzinfektionen in kurzen Abständen auf. Wichtig ist, dass eine Pilzinfektion im Genitalbereich wirklich rigoros behandelt wird. Dazu gehört die Einbeziehung des Geschlechtspartners. Scham wäre hier fehl am Platz. Die Frau sollte dem Mann sofort mitteilen, wenn sie von einer solchen Infektion betroffen ist. Normalerweise hat ein Mann keine Beschwerden, auch wenn er am Geschlechtsteil mit Pilzen infiziert ist. Wird der Partner nicht mitbehandelt, steckt er seine Partnerin immer wieder an. Wichtig ist auch, die Unterwäsche und Körperwäsche mit einem fungiziden Mittel möglichst heiß zu waschen (Kochwäsche).

Eine Begleitung mit Mineralstoffen ist in einem solchen Fall vor allem zur Wiederherstellung der Abwehrkräfte sehr zu empfehlen:

Mineralstoff	Spezieller Bedarf	Stück/Tag
Ferrum phosphoricum – Nr. 3	Hemmung der Entzündung	7
Kalium phosphoricum – Nr. 5	Antiseptikum	10
Kalium sulfuricum – Nr. 6	Sauerstoffversorgung	20
Natrium phosphoricum – Nr. 9	Säureregulierung	10

Es ist notwendig, den Ursprung der Infektion zu erforschen, um vorbeugen zu können. Mögliche Infektionsquellen sind beispielsweise Sauna, Dampfbad, Schwimmbad, Handtücher, Hygieneartikel, Bad und WC. Eine ehrliche Auseinandersetzung mit den Ursachen kann verhindern, dass auf eine Infektion gleich wieder die nächste folgt.

Herpes genitalis

Herpes im Genitalbereich gehört unbedingt in ärztliche Behandlung, weil diese Infektion häufig rezidivierend (wiederkehrend) ist. Im Genitalbereich ist Herpes hochgradig infektiös und unter Umständen unangenehm und schmerzhaft.

Bei der Begleitung jeder Herpesbehandlung mit Mineralstoffen können allgemein folgende Kombinationen empfohlen werden:

Beschwerden	Mineralstoffe	Stück/Tag
Herpes – am Beginn, die betroffenen Stellen beginnen zu spannen und zu schmerzen.	Nr. 3 – Ferrum phosphoricum Nr. 8 – Natrium chloratum Nr. 10 – Natrium sulfuricum *Die Mineralstoffkombination ist in der Anwendung als Lippensalbe oder als Gel zur äußeren Anwendung besonders zu empfehlen*	10 10 20
Herpes – Bläschen, unter Umständen auf den Schamlippen	Nr. 5 – Kalium phosphoricum Nr. 8 – Natrium chloratum Nr. 10 – Natrium sulfuricum Nr. 11 – Silicea	10 10 20 7
Herpes – im Abklingen, Verkrustung	Nr. 1 – Calcium fluoratum Nr. 3 – Ferrum phosphoricum Nr. 5 – Kalium phosphoricum Nr. 6 – Kalium sulfuricum Nr. 8 – Natrium chloratum Nr. 11 – Silicea	7 10 5 7 10 7
Herpes – im Höhepunkt der Krankheit, im vollen Ausbruch	Nr. 3 – Ferrum phosphoricum Nr. 8 – Natrium chloratum Nr. 9 – Natrium phosphoricum Nr. 10 – Natrium sulfuricum Nr. 12 – Calcium sulfuricum	10–20 10 10 20 10
Herpes – bei Eiterbildung	Nr. 9 – Natrium phosphoricum Nr. 11 – Silicea Nr. 12 – Calcium sulfuricum	10 10 20

Warzen im Genitalbereich

Warzen im Genitalbereich gehören ebenfalls ärztlich behandelt, besonders weil sie Anzeichen von ernsten Erkrankungen sein können!

Hinweis

Warzen am äußeren Genitale, also leicht zugänglich, können versuchsweise mit einem Mineralstoffgel aus Nr. 4 Kalium chloratum, Nr. 10 Natrium sulfuricum und Nr. 12 Calcium sulfuricum behandelt werden. Parallel dazu sollten die entsprechenden Tabletten eingenommen werden, jeweils etwa 20 Stück pro Tag.

Stellt sich nach etwa 14 Tagen kein Erfolg ein, sollten Sie sofort ärztliche Hilfe in Anspruch nehmen und die Mineralstofftabletten weiterhin zur Begleitung und Stärkung des Körpers einnehmen. Haben Sie Erfolg, dann nehmen sie die Kombination noch längere Zeit ein, damit die Warzen nicht wiederkommen.

Hinweis

Die angegebene Kombination sollte auch bei Warzen an anderen Körperstellen genommen und als Gel angewendet werden.

Seelische und körperliche Not

Es ist erstaunlich, wie viele Frauen eigentlich schon ganz am Anfang einer nur Not verursachenden Beziehung gewusst haben, dass etwas nicht stimmt. Wäre die Korrektur gleich am Anfang erfolgt, dann hätte sie keine weit reichenden Folgen gehabt. Später dann, wenn eine Wohnung gekauft und eingerichtet ist, eines oder mehrere Kinder die Familie vergrößert haben, fällt es meistens sehr schwer, die schon längst überfällige Korrektur durchzuführen. Trotzdem sollte sie erfolgen, denn für Kinder gibt es nichts Schlimmeres, als wenn eine Beziehung nur wegen ihnen aufrechterhalten wird. Sie spüren sowieso, dass die Beziehung nicht mehr stimmt, und wünschen sich nichts Sehnlicher als klare Linien, auch wenn die Grenzziehung außerordentlich schmerzhaft ist.

In solchen, den Körper und die Psyche belastenden Situationen, sollte die Frau alles tun, um sich gesund zu erhalten. Eine ausgewogene Ernährung, körperliche Bewegung und natürlich die Schüßler-Salze geben ihr Kraft, den richtigen Weg zu gehen.

Ehe

Der Mut, sich in einer Ehe zu binden, schwindet zusehends. Immer mehr junge Menschen gehen Verbindungen ein, die sie zu nichts verpflichten.

Da das alte Ideal „auf immer und ewig“ nichts mehr gilt, gehen die Ansprüche an Lebenspartner für bestimmte Lebensabschnitte zurück. Es lässt sich heute noch nicht feststellen, welche Folgen diese Erscheinung hat, da sie erst zu kurz praktiziert wird. Realität ist jedenfalls, dass heute so viele Ehen geschieden werden wie noch nie.

Wir leben im Zeitalter der Unverbindlichkeit und Ungebundenheit, welche mit Freiheit verwechselt werden.

Das sollte aber auf keinen Fall irgendwen entmutigen, der den Bund der Ehe schließen will. Immerhin ist es noch immer mehr als die Hälfte aller Verbindungen, die halten. Fest steht, dass die Frau den Verhältnissen nicht mehr so ausgeliefert ist wie früher und den Schritt aus einer Beziehung, die keine Zukunft mehr hat, eher wagen kann.

Gleichberechtigung

Männer tun sich schwer mit Frauen, die in der Beziehung die Gleichberechtigung verwirklichen wollen. Noch immer tendieren Männer zu der Einstellung, dass sie rundum versorgt werden wollen und ihnen alles nachgetragen werden soll. Es bedarf meistens einer ordentlichen Auseinandersetzung, um das Abschiednehmen von dieser lieb gewordenen Lebensgewohnheit zu erreichen. Lange hat der Mann nicht gespürt, dass diese Haltung letztlich lebensverachtend ist. Er entmündigt sich selbst und stellt sich fast als lebensuntauglich hin, wenn man bedenkt, was er sich von seiner Partnerin alles machen lässt.

Gleichberechtigung ist kein Kampf der Geschlechter, sondern partnerschaftliches Miteinander.

In der Beziehung ist ein Umgang miteinander in Achtung und Liebe anzustreben und als höchster Wert anzusehen. Dann wird das Wort Gleichberechtigung erfühlt und fällt damit aus den Schlagwörtern der heutigen Zeit heraus.

Die gemeinsame Wohnung

Bevor sich eine Frau auf eine gemeinsame Wohnung mit ihrem Partner einlässt, sollte sie sich vergewissern, ob er tatsächlich bereit ist, die Hausarbeit mit ihr zu teilen. Wenn sie das nicht tut und dann als Putzfrau aufwacht, darf sie sich nicht beschweren. Frauen sollten auch einen Raum für sich haben, in den sie sich zurückziehen können.

Schlafplatz

Frauen sind meistens sensibler als Männer und spüren oft schnell, wenn der Schlafplatz belastet ist. Manchmal sind größere finanzielle Aufwendungen vonnöten, um den Schlafplatz optimal umzugestalten. Gerade hier zeigt sich dann die Qualität einer wahren Partnerschaft.

Einen guten Schlafplatz lassen Sie sich am besten von einem guten Rutengeher bestimmen, noch bevor eine teure Einrichtung gekauft wird. Dabei ist auch auf die Strombelastung zu achten. Am besten werden Netzfreischaltgeräte für den Schlafbereich montiert. (Nähere Informationen können sie auch unserem *Handbuch der Biochemie nach Dr. Schüßler* entnehmen.)

„Hausfrauenprobleme"

Bei der Hausarbeit kommt die Haut häufig mit Wasser und Reinigungsmitteln in Berührung. Am besten sollten bei solchen Arbeiten Handschuhe getragen werden, um einer Austrocknung und Schädigung der Haut durch chemische Substanzen vorzubeugen.

Besonders der schnelle Wechsel zwischen warm und kalt, beispielsweise beim Geschirrspülen, verbraucht sehr viel von Nr. 1 Calcium fluoratum. Es kommt zu rauen Händen und in Folge zu Rissen in der Haut. In diese dringt das durch die Waschmittel oberflächenentspannte Wasser besonders tief ein und damit auch die waschaktiven Substanzen, die große Schmerzen verursachen. Außerdem besteht die Möglichkeit, dass der Organismus durch allzuviele Ablagerungen unter der Hautoberfläche auf die zusätzlichen Belastungen durch die chemischen Substanzen allergisch reagiert.

Für rissige Hände kann die Körperpflegecreme Regeneration verwendet werden. Am besten hilft aber ein Cremegel, in das Nr. 1 Calcium fluoratum gegen die Risse und Nr. 3 Ferrum phosphoricum gegen die Schmerzen eingearbeitet sind. Nr. 11 Silicea unterstützt zusätzlich das Bindegewebe. Die angegebenen Mineralstoffe sollten auch eingenommen werden (10 Stück von jedem Mineralstoff täglich).

Familie

Wenn dann in einer Beziehung Kinder heranwachsen, wird die Belastung der beiden Partner bis aufs Äußerste gesteigert. Dann ist es besonders wichtig, dass die Aufgabenverteilung nicht auf Kosten der Frau geht. Das streut nur Sand ins Getriebe des Zusammenlebens und führt auf Dauer zu Verletzungen, die später kaum mehr ausgeglichen werden können.

Doppelbelastung

Früher haben die drei „Ks“ der Frau die Bereiche Küche, Kinder und Kirche bezeichnet. Heutzutage müsste man sie in KKB umbenennen mit der Bedeutung Kinder – Küche – Beruf.

Überlastung muss auf Dauer zum Zusammenbruch führen, entweder der Beziehung oder der Gesundheit der Frau.

Die Belastungen einer berufstätigen Frau sind enorm und ohne die Hilfe des Partners werden gesundheitliche Störungen kaum ausbleiben. Es ist eine wirklich bedenkliche Erscheinung, dass der Anteil der Frauen bei den Alkoholikern dramatisch ansteigt und schon den der Männer erreicht hat. Außerdem breiten sich Herz-Kreislauf-Erkrankungen, auch verbunden mit Herzinfarkt, bei Frauen rasend schnell aus. All das sind Folgen der ungeheuren Belastung, die durch Haushalt und Beruf entsteht.

Wenn durch die enormen Belastungen eine Erschöpfung eintritt, dann ist es gut, die Vorratsspeicher der Mineralstoffe wieder aufzufüllen:

Mineralstoff	Spezieller Bedarf	Stück/Tag
Calcium fluoratum – Nr. 1	Elastizität	5
Calcium phosphoricum – Nr. 2	Stärkung der inneren Substanz	7
Ferrum phosphoricum – Nr. 3	Stärkung des Immunsystems	10
Kalium chloratum – Nr. 4	Drüsen- und Gefühlshaushalt	7
Kalium phosphoricum – Nr. 5	Ernergieaufbau	10
Kalium sulfuricum – Nr. 6	Sauerstoffversorgung bis in die Zellen hinein	5
Magnesium phosphoricum – Nr. 7	Stärkung von Herz, Nerven, Drüsen, Verdauung	3x „heiße 7“
Natrium chloratum – Nr. 8	Neubildung der Zellen	10
Natrium phosphoricum – Nr. 9	Säureabbau	7
Natrium sulfuricum – Nr. 10	Schlackenabbau	7
Silicea – Nr. 11	Aufbau von Bindegewebe, Nervensubstanz	7
Calcium sulfuricum – Nr. 12	Abbauender Eiweißstoffwechsel	7

Schwangerschaft

Doch viele Männer sind bereit, ihre Partnerin wahrlich partnerschaftlich zu begleiten. Dies vor allem in der Schwangerschaft, und sie freuen sich mit ihr auf das heranwachsende Kind.

Begleitung in der Schwangerschaft

Eine der größten körperlichen Herausforderungen für die Frau ist die Schwangerschaft. Neben der körperlichen Umstellung muss auch eine erhebliche persönliche Leistung erbracht werden, denn es wird nie mehr wie vorher. Eine Schwangerschaft ist tatsächlich ein tief greifender Einschnitt und das Leben einer Frau ändert sich von Grund auf. Sie wird Mutter! Dass neues Leben in ihrem Körper heranwächst und die Zeichen dieses Werdens, z. B. die ersten Kindsbewegungen, sind ein sehr tief gehendes Erlebnis im Leben einer jeden Frau. Für sich und ihr Kind sollte sie die beste Versorgung ermöglichen.

Nicht nur Calcium fluoratum ist für die Vorsorge in der Schwangerschaft von großer Bedeutung, sondern auch Calcium phosphoricum. Neben anderen Mineralstoffen kann es einer Schädigung des Körpers der Mutter vorbeugen.

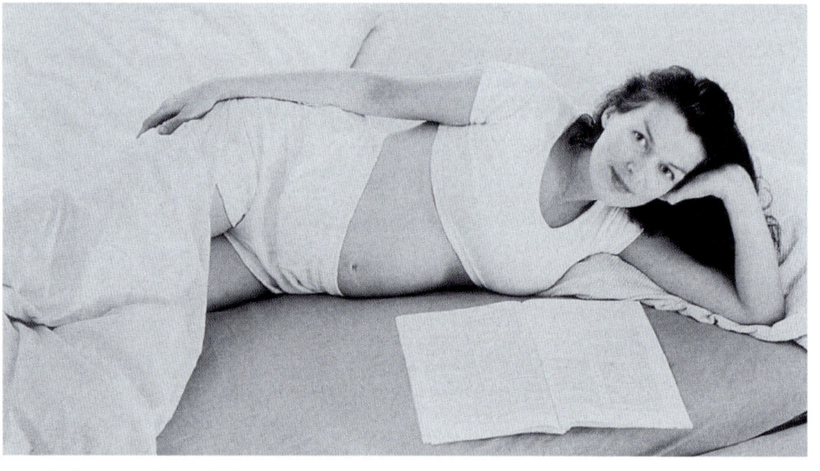

Das Leben ändert sich.

Da dieser Mineralstoff zur Eiweißbildung benötigt wird, ist er in allen Zellen des Körpers und vor allem im Blut in hoher Konzentration vorhanden. Durch die Einnahme von Mineralstoffen kann typischen, durch die Schwangerschaft bedingten Mangelerscheinungen wie beispielsweise Zahnschmerzen, Karies, Zahnausfall, Probleme mit den Haaren, Muskelkrämpfen und geschwollenen Beinen vorgebeugt werden.

Während der Schwangerschaft wird sehr viel Calcium phosphoricum für den Aufbau des Körpers des heranwachsenden Kindes gebraucht. Diese Moleküle werden dem Körper der Mutter entnommen, wenn sie nicht durch eine entsprechende Ernährung und Mineralstoffzufuhr zur Verfügung gestellt werden. Eine stetige Abnahme von Calcium phosphoricum führt zu Muskelkrämpfen der Mutter, die durch die Einnahme dieses Mineralstoffes verringert werden können.

Auch die innere Einstellung der Mutter zum Kind hat Einfluss auf den Mineralstoffverbrauch.

Auch der Magnesiumhaushalt ist zu berücksichtigen, besonders im letzten Monat der Schwangerschaft bei der Vorbereitung auf die Wehen. Eine reichliche Gabe von Nr. 7 Magnesium phosphoricum (als „heiße 7") gewährleistet einen reibungslosen Ablauf des Geburtsvorganges. Im Gegensatz zum üblichen Magnesiumpulver regt es die Tätigkeit der Gebärmutter an und fördert die Wehen zum richtigen Zeitpunkt.

Schwangerschaftsbeschwerden

Schwangerschaftserbrechen

Bei Schwangerschaftserbrechen liegt meist ein Energiemangel vor.

Hinweis

Um die zusätzliche Energie, die während der Schwangerschaft benötigt wird, zur Verfügung zu stellen, sollte Nr. 5 Kalium phosphoricum in größeren Mengen eingenommen werden (jede Viertelstunde eine Tablette) und zusätzlich Nr. 3 Ferrum phosphoricum und Nr. 8 Natrium chloratum.

Jede Schwangerschaft ein Zahn

Damit eine Schwangerschaft den Körper der Mutter nicht bis zur Erschöpfung ausbeutet, haben wir drei tägliche Einnahmeempfehlungen für die verschiedenen Phasen der Schwangerschaft aufgestellt.

Erste Phase der Schwangerschaft (erstes Drittel):

Mineralstoff	**Spezieller Bedarf**	**Stück/Tag**
Calcium fluoratum – Nr. 1	Flexibilität in der Umstellungsphase	10
Ferrum phosphoricum – Nr. 3	Auseinandersetzung mit den neuen Umständen	20
Kalium phosphoricum – Nr. 5	Energie für die Umstellung	10
Natrium chloratum – Nr. 8	„Fluss“ des Lebens	10
Silicea – Nr. 11	Stärkung der Nerven	10

Zweite Phase der Schwangerschaft (zweites Drittel) – Substanzbildung:

Mineralstoff	**Spezieller Bedarf**	**Stück/Tag**
Calcium fluoratum – Nr. 1	Knochen-, Zahnbildung	7
Calcium phosphoricum – Nr. 2	Blut-, Knochen-, Muskelbildung	20
Ferrum phosphoricum – Nr. 3	Durchblutung, Sauerstoffversorgung	10
Kalium chloratum – Nr. 4	Drüsen, Faserstoff	10
Kalium phosphoricum – Nr. 5	Gewebebildung	10
Kalium sulfuricum – Nr. 6	Sauerstoffversorg., Abbau v. Schlacken	7
Magnesium phosphoricum – Nr. 7	Herz, Nerven, Drüsen, Verdauung	10
Natrium chloratum – Nr. 8	Gewebebildung	10
Natrium phosphoricum – Nr. 9	Abbau von Säure bei der Mutter	10
Natrium sulfuricum – Nr. 10	Abbau von Schlacken bei der Mutter	10
Silicea – Nr. 11	Aufbau der Nerven	7
Calcium sulfuricum – Nr. 12	Entschlackung, Entsäuerung	7

Dritte Phase der Schwangerschaft (drittes Drittel) – Geburtsvorbereitung:

Mineralstoff	**Spezieller Bedarf**	**Stück/Tag**
Calcium fluoratum – Nr. 1	Knochen-, Zahnbildung	7
Calcium phosphoricum – Nr. 2	Blut-, Knochen-, Muskelbildung	10
Ferrum phosphoricum – Nr. 3	Durchblutung, Sauerstoffversorgung	10
Kalium chloratum – Nr. 4	Drüsen (besonders Brustdrüsen), Faserstoff	10

Mineralstoff	Spezieller Bedarf	Stück/Tag
Kalium phosphoricum – Nr. 5	Gewebebildung, Stärkung für die Geburt	20
Kalium sulfuricum – Nr. 6	Sauerstoffversorgung, Abbau von Schlacken	7
Magnesium phosphoricum – Nr. 7	Herz, Nerven, Drüsen, Verdauung, Wehen	20
Natrium chloratum – Nr. 8	Gewebebildung, Vorbereitung auf das Stillen	10
Natrium sulfuricum – Nr. 10	Vorbeugung gegen geschwollene Füße	20
Silicea – Nr. 11	Aufbau der Nerven	7

Sodbrennen und Schlundbrennen

Sodbrennen verlangt nach Nr. 9 Natrium phosphoricum. Durch diesen Mineralstoff wird die überschüssige Säure im Magen neutralisiert.

Meistens liegt aber bei schwangeren Frauen kein Sodbrennen vor, sondern das so genannte „Schlundbrennen". Dabei sind die Schleimhäute im Magen und in der Speiseröhre angegriffen und es brennt die Speiseröhre herauf bis zum Kehlkopf. Dann ist auf die Einnahme von Nr. 8 Natrium chloratum in großen Mengen zu achten (mindestens eine Tablette jede halbe Stunde).

Rote Wangen

Sie weisen auf einen großen Mangel an Nr. 7 Magnesium phosphoricum hin, welches zur Vorbereitung einer reibungslosen Geburt reichlich, vor allem als „heiße 7", eingenommen werden sollte.

Körperpflege in der Schwangerschaft

Die Frau will aber auch nach der Schwangerschaft wieder schön und gesund sein. Besonders den Schwangerschaftsstreifen gilt es vorzubeugen.

Hinweis

Gegen Schwangerschaftsstreifen hat sich ein Bindegewebscremegel aus Nr. 1 Calcium fluoratum, Nr. 5 Kalium phosphoricum, Nr. 8 Natrium chloratum und Nr. 11 Silicea bewährt.

Ein besonderes Augenmerk der Schwangeren ist auf die Brust zu richten, die während des Stillens stark belastet wird. Brustentzündungen und Wundwerden können sogar dazu führen, dass das Stillen unmöglich wird. Deshalb ist die Vorbereitung, bereits ab den ersten Schwangerschaftsmonaten, sehr wichtig und sollte konsequent durchgeführt werden. Wichtig ist auch eine tägliche Bürstenmassage der Brustwarzen, um sie abzuhärten.

Hinweis

Die Vorsorge und Pflege der Brust erfolgt mit einem Cremegel aus Nr. 1 Calcium fluoratum, Nr. 3 Ferrum phosphoricum, Nr. 4 Kalium chloratum, Nr. 8 Natrium chloratum und Nr. 11 Silicea.

Geburt und Wochenbett

Frauen, die das erste Mal ein Kind erwarten, benötigen natürlich am meisten Informationen. Die werdende Mutter sollte sich umfassend informieren und sich alles anschauen, was auf diesem Gebiet angeboten wird. Unbedingt empfehlenswert ist das Erlernen der Atemtechniken, um mit den Wehen besser umgehen zu können. Das Kind wird während der Geburt immer mit genügend Sauerstoff versorgt, wenn die Mutter richtig atmet. Außerdem wirken die Atemtechniken einer Verkrampfung entgegen und lassen die Schmerzen weniger stark spürbar werden; sie werden veratmet.

Die meisten Krankenhäuser bieten für werdende Eltern Informationsveranstaltungen an, bei denen auch der Kreißsaal besichtigt werden kann. Oft kann sich die werdende Mutter die Art oder Stellung bei der Geburt aussuchen. Wird die Frau von ihrem Partner während der Geburt begleitet, gibt ihr das meist ein Gefühl von Geborgenheit und Sicherheit. Sie fühlt sich dann nicht allein gelassen in ihrer „schweren“ Stunde. In dieser Situation sind Frauen wirklich hilflos. Daher tut es gut, wenn jemand da ist, der zur Seite steht, das kann außer dem Partner auch eine gute Freundin, die Mutter, Schwester oder eine andere Vertrauensperson sein. Männer, die bei der Geburt ihrer Kinder dabei waren, sollen später eine besonders tiefe Bindung an diese Kinder haben. Jedenfalls ist es immer etwas Besonderes, wenn ein Kind geboren wird.

Zur Unterstützung der Geburt ist vor allem die „heiße 7“ hilfreich. Sie fördert die Wehen und erleichtert so die Geburt. Für den körperlichen Aufbau wird auf das Kapitel: „Erholung von der Anstrengung“, S. 108, verwiesen.

Stillen

Durch das Stillen versorgt die Mutter ihr Kind mit allen lebensnotwendigen Substanzen und sorgt für sein Gedeihen. Die Natur ist so genial eingerichtet, dass die Muttermilch nach den individuellen Bedürfnissen des Kindes gebildet wird. Die Versorgung mit Mineralstoffen ist während dieser Zeit für Mutter und Kind sehr wichtig. Mineralstoffe werden benötigt für einen gut geformten Körper des Kindes sowie die Bildung aller Organe. Ausreichend mit Mineralstoffen versorgte Kinder sind lebenskräftig, schlafen gut und haben kaum Krankheiten. Deshalb sollte die Mutter auf eine ausreichende Versorgung mit Mineralstoffen nach Dr. Schüßler achten.

Hinweis

Für den Milchfluss allgemein und bei zu wenig Milch sind vor allem Nr. 4 Kalium chloratum und Nr. 8 Natrium chloratum von besonderer Bedeutung. Täglich sollten je 20 Stück eingenommen und zur Pflege der Brust eine Salbe mit denselben Mineralstoffen verwendet werden. Bei zu viel Milch viertelstündlich eine Tablette Nr. 10 Natrium sulfuricum. Ist die Brust hart (Betonbrust) empfiehlt sich die Einnahme von einer Tablette Nr. 8 Natrium chloratum alle drei Minuten und zusätzlich eine Cremegelmischung aus Nr. 2 Calcium phosphoricum, Nr. 4 Kalium chloratum und Nr. 8 Natrium chloratum.

Beim ersten Kind sind Mütter in vieler Hinsicht unsicher und ängstlich. Im Laufe der Zeit lernen sie dann das Verhalten ihres Kindes kennen und einschätzen. Häufig kommt es beispielsweise vor, dass der Säugling nach dem Stillen oder dem Fläschchen leicht erbricht (spuckt), was zu großem Erschrecken bei der Mutter führt. Die Menge des Erbrochenen allerdings steht mit dem Schrecken in keiner Relation. Sie ist meistens sehr gering und es handelt sich um eine Überschussmenge, die der Säugling wieder ausspuckt. Ein Säugling, der zu wenig trinkt, wird nachher kaum erbrechen.

Anfangsschwierigkeiten – Blähkoliken

Große Probleme bereitet vielen Säuglingen die Umwandlung des fremden Eiweißes in körpereigenes. Dem Körper ist es nämlich nicht möglich, selbst Eiweiß zu produzieren. Er ist auf die Aufnahme von außen angewiesen und muss das aufgenommene Eiweiß in sehr komplizierten Umbauprozessen in den Körper einbauen. Diese Stoffwechselproblematik tritt nicht bei jedem Säugling im gleichen Ausmaß auf. Der eine tut sich sehr schwer damit, hat vielleicht sogar eine Kuhmilchallergie, dem anderen wiederum bereitet es keinerlei Schwierigkeiten. Hinzu kommt, dass eine gestresste oder nervöse Mutter den Stress auf ihr Kind überträgt und es damit überfordert. Dann ist das Schreikind vorprogrammiert.

Besonders in den ersten drei Lebensmonaten leiden manche Kinder unter kolikartigen Bauchschmerzen, denen nicht nur der Säugling, sondern auch die

Mutter hilflos ausgeliefert ist. Der Aufbau des Ausscheidungsprozesses kann zusätzliche Probleme schaffen.

Zur inneren wie zur äußeren Anwendung werden bei solchen Problemen folgende Mineralstoffe empfohlen: Nr. 2 Calcium phosphoricum, Nr. 7 Magnesium phosphoricum und Nr. 10 Natrium sulfuricum. Zur Einnahme wird jeweils eine Tablette in abgekochtem Wasser aufgelöst und der Brei in winzigen Portionen dem Säugling in den Mund gegeben. Zur äußeren Anwendung wird ein entsprechendes Cremegel auf den Bauch aufgetragen und leicht einmassiert.

Windeldermatitis

Babys wunder Popo verlangt dringend nach Nr. 9 Natrium phosphoricum, sowohl zur innerlichen Aufnahme als auch als Cremegel. Bei der Ernährung ist auf eine möglichst zuckerfreie Nahrung zu achten. Folgende Mineralstoffkombination sollte täglich bis zur Abheilung von Windelausschlag und Windeldermatitis verabreicht werden:

Mineralstoff	Stück/Tag
Nr. 3 – Ferrum phosphoricum	10
Nr. 4 – Kalium chloratum	7
Nr. 6 – Kalium sulfuricum	7
Nr. 9 – Natrium phosphoricum	10–20

Erholung von der Anstrengung

Die junge Mutter muss lernen, mit ihrem grundlegend veränderten Leben zurecht zu kommen. Nicht nur der Partner oder nicht nur das Kind zählen, sondern vor allem auch sie. Sie muss lernen, ihre neuen Lebensumstände entsprechend zu berücksichtigen. Dabei ist es wichtig, dass sie nach der Schwangerschaft ihrem Körper hilft, ihre Speicher aufzufüllen und damit ihren Mineralstoffhaushalt zu stabilisieren. Trotz aller Vorsorge und Begleitung ist es nicht möglich, den gesamten Bedarf während einer Schwangerschaft zu decken. Daher ist es jetzt an der Zeit, wieder die Speicher zu füllen:

Eine junge Mutter muss auch auf sich selbst achten.

Mineralstoff	Spezieller Bedarf	Stück/Tag
Calcium fluoratum – Nr. 1	Versorgung der Knochen und Zähne	7
Calcium phosphoricum – Nr. 2	Blut-, Knochen-, Muskelversorgung	10
Ferrum phosphoricum – Nr. 3	Durchblutung, Sauerstoffversorgung	10
Kalium chloratum – Nr. 4	Drüsen, Faserstoff	10
Kalium phosphoricum – Nr. 5	Energie	10
Kalium sulfuricum – Nr. 6	Abbau von Schlacken	7
Magnesium phosphoricum – Nr. 7	Herz, Nerven, Drüsen, Verdauung	10
Natrium chloratum – Nr. 8	Entgiftung, Schleimhäute	10
Natrium phosphoricum – Nr. 9	Abbau von Säure bei der Mutter	10
Natrium sulfuricum – Nr. 10	Abbau von Schlacken bei der Mutter	10
Silicea – Nr. 11	Aufbau der Nerven	7
Calcium sulfuricum – Nr. 12	Entschlackung, Entsäuerung	7

Bin ich noch attraktiv?

Diese Frage stellt sich eine Frau nicht nur in Bezug auf Männer, sondern sie hängt tief mit dem Selbstwertgefühl zusammen. Deshalb sollte jede Frau auch ihre körperlichen Bedürfnisse annehmen und berücksichtigen. Ein gutes Körpergefühl erhöht die Lebensqualität entscheidend, was dann auch dem Kind wiederum zugute kommt. Denn eine glückliche Mutter, die sich wohlfühlt, kann sich viel leichter auf das Kind und dessen Bedürfnisse einlassen.

Für die junge Frau ist es sehr wichtig zu wissen, dass sie noch für ihren Mann begehrenswert ist, nach der langen Zeit als unförmige Schwangere! Nach der Geburt bereitet es den meisten Frauen Probleme, ihre frühere Figur wieder zu erlangen, und dann ist da noch die viele Arbeit mit dem Kind. Männer meinen oft, sie würden bei einem Neugeborenen nur im Weg stehen, die Frau wäre allein für das Kind zuständig. Sicher sind die ersten Wochen besonders anstrengend, in denen das Kind rund um die Uhr 6- bis 8-mal am Tag gestillt oder gefüttert und gewickelt werden will. Nach den Anstrengungen der Geburt ist die junge Mutter da oft überfordert. Deshalb sollten Väter unbedingt mithelfen.

Wenn sich nach etwa vier bis sechs Wochen ein Lebensrhythmus eingependelt hat und die neue Familie weiß, wie der Tag abläuft, dann sollte doch auch die Partnerschaft wieder gepflegt werden. Die Frau will ja nicht nur

Mutter sein, sondern auch weiterhin vor allem Frau, eine begehrens- und liebenswerte und besonders eine geliebte Frau.

Über- oder Untergewicht

Schon während der Schwangerschaft sollte das Gewicht beachtet werden, denn eine zu große Gewichtszunahme stellt nachweislich eine Belastung für den Stoffwechsel dar. Am schnellsten reguliert sich das Gewicht nach der Geburt, wenn die Mutter das Kind stillt.

Hinweis

Während der Stillzeit tritt häufig Heißhunger auf: Abhilfe schafft Nr. 9 Natrium phosphoricum, 20–30 Stück über den Tag verteilt eingenommen.

Bei Untergewicht sollte unbedingt auf den Schilddrüsenhaushalt geachtet werden. Unumgänglich ist dabei der Rat des Arztes. Zusätzliche Hilfe bietet Nr. 5 Kalium phosphoricum und Nr. 8 Natrium chloratum, von denen jeweils 20 Tabletten über den Tag verteilt eingenommen werden sollten. In diesem Fall ist es auch ratsam, einen Mineralstoffberater aufzusuchen.

Haarausfall und brüchige Nägel

Haarausfall nach der Schwangerschaft weist darauf hin, dass der Organismus während der Schwangerschaft nicht alle Schlacken ausscheiden konnte. Er lagerte die überzähligen in den Haaren ab. Nach der Geburt werden die belasteten Haare deshalb abgestoßen und neue wachsen nach. Das Haarwachstum wird durch die Anwendung des Duschgels für Körper und Haare gefördert, mit dem man auch Packungen machen kann.

Hinweis

Für ein gesundes Wachstum der Haare sorgen grundsätzlich Nr. 9 Natrium phosphoricum und Nr. 11 Silicea. Von beiden Mineralstoffen sollte man jede Stunde ein Stück im Mund zergehen lassen.

Brüchige Nägel weisen auf einen großen Mangel an Nr. 11 Silicea hin, das dann reichlich eingenommen werden sollte. Werden die Nägel allzu biegsam oder splittern wie Glas beim Schneiden, dann ist Nr. 1 Calcium fluoratum das Mittel der Wahl.

Orangenhaut

Folgender Einnahmeplan sowie die Anwendung derselben Kombination als Cremegel ist empfehlenswert:

Mineralstoff	Spezieller Bedarf	Stück/Tag
Calcium fluoratum – Nr. 1	Spannkraft des Gewebes	7
Calcium phosphoricum – Nr. 2	Abbau der Eiweißansammlungen	10–20
Natrium chloratum – Nr. 8	Feuchtigkeit im Gewebe	10
Natrium phosphoricum – Nr. 9	Neutralisierung der Säure	20–30
Natrium sulfuricum – Nr. 10	Abbau der abgelagerten Schlacken	20
Silicea – Nr. 11	Stärkung des Bindegewebes	10
Calcium sulfuricum – Nr. 12	Förderung des Abtransportes der belastenden Substanzen	30

Der Bauch geht nicht zurück!

Neben der Einnahme von Mineralstoffen ist es für die junge Mutter wichtig, regelmäßig Gymnastik zu machen. Das verhilft nicht nur zu einer festeren Bauchmuskulatur, sondern auch die unter der Geburt extrem belastete Beckenbodenmuskulatur muss trainiert werden, um späteren Komplikationen wie Gebärmuttersenkung und Harninkontinenz vorzubeugen. Kurse für Rückbildungsgymnastik werden vielfältig angeboten und häufig auch von den Krankenkassen bezahlt.

Hinweis

Das gedehnte Gewebe zieht sich durch den Einfluss von Nr. 1 Calcium fluoratum wieder zusammen. Es sollte nicht nur als Cremegel aufgetragen, sondern auch konsequent eingenommen werden. Empfehlenswert ist die zusätzliche Anwendung von Nr. 5 Kalium phosphoricum, Nr. 8 Natrium chloratum und Nr. 11 Silicea.

Einer grundsätzlichen Bindegewebsschwäche, die sich auch in der Neigung zu Blutergüssen, also blauen Flecken, aber auch Dehnungsstreifen zeigt, wird folgendermaßen vorgebeugt (die Mineralstoffkombination ist in der Anwendung als Gel oder Cremegel besonders zu empfehlen):

Mineralstoff	Spezieller Bedarf	Stück/Tag
Calcium fluoratum – Nr. 1	Elastizität	10
Kalium phosphoricum – Nr. 5	Energie	10–20
Natrium chloratum – Nr. 8	Neubildung	10
Silicea – Nr. 11	Bindegewebeaufbau	20

Kinderkrankheiten

Natürlich ist es wichtig, bei Krankheiten der Kinder, besonders bei Infektionskrankheiten ärztlichen Rat einzuholen. Bei harmlosen Kinderkrankheiten ist es ganz wichtig, dass sie nicht unterdrückt werden. Werden die Kinder in diesen Belastungszeiten mit Mineralstoffen nach Dr. Schüßler begleitet, verkraften sie diese Krankheiten ohne Nachwirkungen. Auch wenn Medikamente eingenommen werden müssen, helfen die Mineralstoffe nach Dr. Schüßler. Sie unterstützen den kindlichen Organismus bei der Ausscheidung nicht nur der Krankheitsstoffe, sondern auch aller anderen Belastungsstoffe.

Verlauf von Kinderkrankheiten

Stadium	Mineralstoff	Stück/Tag
1. Stadium (solange der Organismus mit der Krankheit kämpft)	Ferrum phosphoricum – Nr. 3	10–20
2. Stadium (wenn die Gefahr besteht, dass sich die Krankheit im Körper festsetzt)	Kalium chloratum – Nr. 4	10–20
3. Stadium (wenn sich die Krankheit im Körper festgesetzt hat, chronische Krankheiten)	Kalium sulfuricum – Nr. 6 Natrium sulfuricum – Nr. 10	20 10

Fieber

Muss der Organismus besondere Leistungen vollbringen, verbraucht er immer sehr viel Nr. 3 Ferrum phosphoricum. Das trifft besonders auf den Winter zu. Dann muss der Körper viel Arbeit leisten, um die Körpertemperatur zu erhalten. Dafür wird sehr viel Sauerstoff in den Zellen benötigt. Bevor der Vorrat an Ferrum phosphoricum zur Neige geht, greift der Organismus zu Notmaßnahmen.

Leichtes Fieber

Damit die Transportarbeit – der Stoffwechselumsatz – im Körper weiterhin reibungslos vonstatten geht, wird die Betriebstemperatur des Körpers erhöht. Dabei erhöht sich die Geschwindigkeit, mit der das Blut durch die Adern fließt und ein Ausgleich für die fehlenden Transportmittel ist geschaffen. Wir nennen diese Erhöhung der Betriebstemperatur Fieber und sind allzu leicht in Versuchung, es mit fiebersenkenden Mitteln zu bekämpfen. Gelingt das, unterbleiben im Körper wichtige Prozesse, die für die Gesundheit notwendig wären. Es werden Hypotheken geschaffen, die irgendwann einmal eingelöst werden müssen.

Bekommt der Organismus allerdings den so dringend benötigten Betriebsstoff, Nr. 3 Ferrum phosphoricum, zur Verfügung gestellt, erübrigt sich die Erhöhung der Betriebstemperatur und das Fieber geht zurück.

Die Biochemie nach Dr. Schüßler bekämpft nicht das Fieber, sondern macht es überflüssig.

Hohes Fieber

Bei sehr hohem Fieber über 38,8 °C bringt Nr. 5 Kalium phosphoricum Hilfe. Es muss dann alle drei Minuten eine Tablette eingenommen werden.

Nach dem Absinken des Fiebers können immer noch die Folgen des Einsatzes starker Medikamente mit den entsprechenden Mineralstoffen nach Dr. Schüßler abgebaut werden.

Hinweis

Bei hohem Fieber trägt derjenige, der mit Mineralstoffen das Fieber senken will, große Verantwortung. Hohes Fieber zehrt stark an den Kräften des Kranken und bei einer Verschlechterung oder Ausbleiben der Besserung sollte auf jeden Fall ein Arzt zu Rate gezogen werden.

Husten

Hier muss genau unterschieden werden zwischen Bronchitis, einfachem Husten und Pseudokrupp.

Bronchitis ist eine ernsthafte Erkrankung und muss ärztlich begleitet werden. Bei Kindern ist vor allem darauf zu achten, dass sie tatsächlich ausheilt, sonst besteht die Gefahr einer Lungenentzündung oder einer eitrigen Bronchitis.

Bei **einfachem Husten** ist die Anwendung der biochemischen Hustensalbe aus den Mineralstoffen Nr. 2 Calcium phosphoricum, Nr. 4 Kalium chloratum und Nr. 7 Magnesium phosphoricum sehr hilfreich und erspart die Anwendung anderer Mittel, die meist mit ätherischen Stoffen vermengt sind, die nicht nur die Schleimhäute der Bronchien reizen, sondern auch die Haut belasten.

Husten – trocken, bellend	Calcium phosphoricum – Nr. 2
Husten – verschleimt	Kalium chloratum – Nr. 4
Husten – krampfend	Magnesium phosphoricum – Nr. 7
Reizhusten – tritt vor allem zu Beginn der Heizperiode auf	Natrium chloratum – Nr. 8

Pseudokrupp tritt häufig während der Heizperiode auf, wenn die Schleimhäute aufgrund der trockenen Heizungsluft austrocknen und eine Kehlkopfentzündung entsteht. Als erste Hilfe empfiehlt es sich, die Fenster zu öffnen und feuchte Tücher aufzulegen und aufzuhängen.

Beachten Sie bitte: Bei einem akuten Anfall von Pseudokrupp ist ärztliche Hilfe sehr wichtig, unter Umständen lebensrettend.

Als Unterstützung zur ärztlichen Versorgung:

Mineralstoff	Spezieller Bedarf	Stück/Tag
Calcium phosphoricum – Nr. 2	Entspannung der Bronchien	10
Ferrum phosphoricum – Nr. 3	Durchblutungsförderung	10
Natrium chloratum – Nr. 8	Befeuchtung der Schleimhäute	20

Rekonvaleszenz

Der Wiederaufbau nach einer Krankheit wird durch folgende Mineralstoffe besonders gefördert:

Mineralstoff	Spezieller Bedarf	Stück/Tag
Calcium phosphoricum – Nr. 2	Eiweißaufbau	10–20
Ferrum phosphoricum – Nr. 3	Immunsystem	10–20
Kalium phosphoricum – Nr. 5	Energie	10
Natrium chloratum – Nr. 8	Neubildung von Gewebe	20

Impfungen

Bei Impfungen sollte der Grundsatz gelten: „So viel wie nötig und so wenig wie möglich.“ Es sollte nicht wahllos drauflos geimpft werden. Bestimmte Impfungen sind aber wirklich wichtig und sollten nicht versäumt werden.

Hinweis

Als Vorbereitung, während des Intervalles zwischen einer einzelnen oder von Kombinationsimpfungen und zur Nachbehandlung sollten 10 Stück Nr. 2 Calcium phosphoricum und je 20 Stück Nr. 3 Ferrum phosphoricum und Nr. 4 Kalium chloratum täglich eingenommen werden.

Zur Verhinderung von Impffolgen empfehlen wir folgende Mineralstoffkombination:

Mineralstoff	Stück/Tag
Ferrum phosphoricum – Nr. 3	10
Kalium chloratum – Nr. 4	20
Kalium phosphoricum– Nr. 5	7
Natrium chloratum – Nr. 8	7
Natrium sulfuricum – Nr. 10	10

Durchfall

Der Körper kann nur eine bestimmte Menge an Belastungsstoffen in Deponien ablagern. Wenn diese gefüllt sind, muss der Organismus zu Notmaßnahmen greifen. Eine davon ist Durchfall. Bei einer allzu großen Überfüllung des Körpers mit Schlacken tritt sogar Brechdurchfall auf. Die Belastungsstoffe werden dabei überfallsartig über den Dickdarm ausgeschieden. Dies passiert auch häufig bei Kindern.

Dabei kommt es zu einer Umkehr der Funktion der Darmzotten, das heißt, die Darmzotten entnehmen dem Nahrungsbrei nicht mehr die benötigten Nährstoffe. Im Gegenteil, nun geben sie die belastenden Stoffe in den Darm ab, sodass sie im „Durchmarsch“ hinaus befördert werden können. Bezeichnend ist dabei auch, dass der Vorgang von einer absoluten Abneigung gegen jede Nahrungsaufnahme begleitet ist. Das ist insofern verständlich, als eine Nahrungsaufnahme den im Moment so wichtigen Ausscheidungsvorgang unterbrechen, ja sogar stoppen würde. Allerdings ist bei Durchfall auf den

Flüssigkeitsverlust zu achten, weshalb die Flüssigkeitsaufnahme möglichst schnell wieder aufgenommen werden sollte. Es ist ratsam, reines Leitungswasser oder stilles Mineralwasser mit aufgelösten Mineralstoffen nach Dr. Schüßler zu sich zu nehmen:

Mineralstoff	Spezieller Bedarf	Stück/Tag
Ferrum phosphoricum – Nr. 3	Unterstützung des Stoffwechselumsatzes	20
Kalium phosphoricum – Nr. 5	Stärkung des Organismus	10
Natrium chloratum – Nr. 8	Ausgleich des gestörten Flüssigkeitshaushaltes	20
Natrium sulfuricum – Nr. 10	Unterstützung der Schlackenausscheidung	20

Allergien

Bei Allergien, ganz gleich gegen was sie sich richten, ob gegen die Hausstaubmilbe, Haustiere oder Pollen (wie beim Heuschnupfen), immer kann davon ausgegangen werden, dass der Organismus mit bestimmten Stoffen nicht mehr zurecht kommt. Werden die Mineralstoffe nach dem vorgeschlagenen Einnahmeplan eine gewisse Zeit eingenommen, kann das Leiden stark eingeschränkt, wenn nicht gar zum Verschwinden gebracht werden. Bei Bedarf kann die Menge auch mehrmals täglich eingenommen werden, vor allem im akuten Stadium.

Mineralstoff	Spezieller Bedarf	Stück/Tag
Calcium phosphoricum – Nr. 2	Eiweißstoffwechsel	20
Ferrum phosphoricum – Nr. 3	Regulation leicht erhöhter Temperatur	10
Kalium chloratum – Nr. 4	Drüsensteuerung	10
Kalium sulfuricum – Nr. 6	Abbau von Verschlackung in der Zelle	7
Natrium chloratum – Nr. 8	Entgiftung	20
Natrium sulfuricum – Nr. 10	Entschlackung	7
Arsenum jodatum – Nr. 24	Unterstützung	5

Die Frau in den besten Jahren

Mit dieser Bezeichnung sind meistens die Frauen zwischen 30 und 50 Jahren gemeint. Es ist die Zeit der höchsten Leistungsfähigkeit und sie ist oft mit Mehrfachbelastungen verbunden, die durch ein geschicktes Management und einen verständnisvollen Partner, der mit anpackt, gut gemeistert werden können. Allerdings braucht eine Maschine, die auf Höchstleistung fährt, eine optimale Versorgung mit Betriebsstoffen. So ist es auch beim menschlichen Körper. Es ist nicht selbstverständlich, dass er alle ihm abverlangten Leistungen so ohne weiteres erbringen kann. Da ist beizeiten Vorsorge nötig, damit keine Defekte an wichtigen Teilen auftreten, denn dann steht die Maschine still. Beim Menschen heißt das im Extremfall Herzinfarkt.

Die Biochemie nach Dr. Schüßler leistet hier hervorragende Dienste, indem sie bei nachlassenden Leistungen wieder zur vollen Leistungsfähigkeit verhilft.

Nicht nur die Mineralstoffversorgung ist wichtig, sondern auch Entspannung, Energietanken und die Erfüllung anderer Bedürfnisse dürfen nicht übersehen werden.

Beruf

Im Berufsleben hat sich die Frau etabliert, sie hat ihren Job, in den sie sich seit Jahren eingearbeitet hat. Aber auch sie wird sich dem Konkurrenzkampf stellen müssen, und immer wieder wird es „Kolleginnen“ geben, die auf den Posten „scharf“ sind, den man sich mühsam erworben hat.

Wiedereinstieg

Wurde wegen der Kinder eine mehr oder weniger lange Pause im Berufsleben eingelegt, dann fällt der Wiedereinstieg unter Umständen ziemlich schwer. Neues muss erlernt werden, eine Umschulung oder neue Ausbildung stehen möglicherweise an und im „eingerosteten Kopf kracht es im Gebälk“, bis man sich wieder in das Lernen hineingefunden hat. Eine Lernmischung kann da sehr hilfreich sein. Sie kann so oft, wie der Wunsch danach besteht, eingenommen werden:

Mineralstoff	Spezieller Bedarf	Stück/Tag
Ferrum phosphoricum – Nr. 3	Sauerstofftransport	10
Kalium phosphoricum – Nr. 5	Energie	10
Kalium sulfuricum – Nr. 6	Sauerstoffversorgung, Reinigung	10
Natrium chloratum – Nr. 8	Regeneration	10
Natrium sulfuricum – Nr. 10	Reinigung, Entschlackung	10

Mobbing

Ein Thema, das in diesem Zusammenhang leider angesprochen werden muss und das zunehmend an Bedeutung gewinnt, ist das „Mobbing“. Es handelt sich dabei nicht um ein spezifisches Frauenproblem, obwohl wahrscheinlich viel mehr Frauen einem Mobbing ausgesetzt sind als Männer. Der ausgeübte enorme psychische Druck, der oft genug von unsolidarischen Kolleginnen, aber auch Männern ausgeübt wird, um eine Frau von ihrem Posten zu verdrängen oder sie gänzlich loszuwerden, ist zutiefst unmenschlich! Frauen, die diesen Leidensweg gehen mussten, sollten unbedingt in einer guten therapeutischen Begleitung diese Verletzung bearbeiten.

Zur Unterstützung und Stärkung empfehlen wir folgende tägliche Mineralstoffmischung:

Mineralstoff	Spezieller Bedarf	Stück/Tag
Calcium fluoratum – Nr. 1	Flexibilität, Schutz nach außen	10
Calcium phosphoricum – Nr. 2	Bewältigung der Anspannung	10
Ferrum phosphoricum – Nr. 3	Stärkung für die Auseinandersetzungen	20
Kalium chloratum – Nr. 4	Energie für die erhöhte emotionale Belastung	10
Kalium phosphoricum – Nr. 5	Energie	20
Magnesium phosphoricum – Nr. 7	Verminderung der unterschwelligen Spannung	„heiße 7“
Natrium chloratum – Nr. 8	„Fluss“ des Lebens	10
Natrium phosphoricum – Nr. 9	Neutralisierung der anfallenden Säure	10
Silicea – Nr. 11	Stärkung der Nerven	10
Kalium jodatum – Nr. 15	Stärkung der belasteten Schilddrüse	7
Calcium carbonicum – Nr. 22	Stärkung von ganz innen	7

Die Karrierefrau

Es ist bewundernswert, wie manche Frauen ihre Möglichkeiten im Leben wahrnehmen und neben einer Familie auch noch eine berufliche Karriere aufbauen. Geht es aber auf der Leiter nach oben, kann eine eigene Dynamik entstehen, die nicht übersehen werden darf. Nachdem doch Leben „die Kunst des Möglichen“ ist, muss immer wieder die Vereinbarkeit überprüft werden. Daher ist der wichtigste Nebenjob der Karrierefrau das Management der Familie. Sie braucht privat jede Unterstützung für ihre Kinder. Omi oder Kindermädchen sind gefragt und der Vater muss auch kräftig mithelfen, sonst wird die Karrierefrau sehr schnell überfordert sein.

Burn-out-Syndrom

Viktor Frankl, der Begründer der dritten Wiener psychotherapeutischen Schule, hat seinen Studentinnen und Studenten angesichts ihrer Karriere immer wieder einen Satz vor Augen gehalten: „Können Sie sich in ihrem Leben auch etwas für später aufheben?"

Das Problematische an diesem Satz ist aber, dass er scheinbar nur für Frauen gilt, während sich die Männer keine Beschränkungen aufzuerlegen brauchen. Doch auch für sie ist der Satz gültig, wenn sie mit einer Frau zusammenleben und gemeinsame Kinder haben. Es kann nicht sein, dass die Frau Hausfrau, Mutter, Partnerin und Geliebte ist und im Beruf auch noch alle Anforderungen erfüllt. Sie muss zwangsläufig in einer Notsituation landen, in der die Kraft zu Ende ist, sie ist „ausgebrannt". Deshalb ist es notwendig, dass manchmal der Mann und dann wieder die Frau den bedeutungsvollen Satz sagt: „Jetzt noch nicht."

> In einem klugen familiären Management müssen die Aufgaben aufgeteilt werden.

Zur Unterstützung steht hier vor allem Nr. 5 Kalium phosphoricum zur Verfügung, jede Viertelstunde eine Tablette.

Die Kinder wachsen heran

In dem ganzen Stress und der Hektik, die sich in einer aktiven Familie abspielen, sollte immer wieder für Inseln der Ruhe und des gemeinsamen Beisammenseins gesorgt werden. Im Urlaub und an manchen Wochenenden wird das sicher gelingen. Zu den Aufgaben der Mutter gehört auch, die Kinder mit dem Wissen über eine vernünftige Ernährung, eine gute Kleidung und eine notwendige Gesundheitsvorsorge auszustatten, eventuell auch über Möglichkeiten, den Wohnraum gesundheitsfördernd einzurichten. Da die Kinder schon von klein auf an die Versorgung mit Mineralstoffen nach Dr. Schüßler gewöhnt sind, haben sie gute Voraussetzungen, sich mit diesen Gebieten auseinander zu setzen.

> In der Kindererziehung gilt: So viel Sorge wie nötig und so viel Ermutigung zur Eigenständigkeit wie möglich.

Manchmal schieben Kinder alle guten Gewohnheiten der Familie beiseite. Sie wollen auch die „ungesunde" Seite des Lebens kennen lernen. Die Welt stürzt nicht gleich ein, wenn auf einmal völlig andere Lebensgewohnheiten bei den Kindern einziehen. Später, mit etwa 23 oder 24 Jahren kehren sie dann zu den Fundamenten zurück, besinnen sich auf die Bemühungen, die ihnen zugekommen sind.

Ich finde zu mir

„War das alles?“ – „War das wirklich alles?“

Immer öfter taucht diese Frage auf. Dann entsteht das Bedürfnis, sich auf sich selbst zurückzuziehen, wenigstens zeitweise. Die Zeit für so manches Persönlichkeitsseminar ist gekommen, für so manches herausfordernde Buch. Es geht um die weitere Entdeckung des Inneren, die Entdeckung weiterer Kräfte und Fähigkeiten, die während all dieser Jahre gewartet haben, aktiviert zu werden. Noch einmal auf die Schulbank zurück, ein neues Hobby, eigene Bilder entstehen, das Fitnesscenter wird entdeckt.

Die Partnerschaft geht einer neuerlichen Belastungsprobe entgegen. Das Leben zu zweit steht bevor! Die gemeinsame Entwicklung, das gemeinsame Wandern durch die Landschaften des Lebens lässt keine Langeweile aufkommen und schafft immer wieder jene Herausforderungen, die das gemeinsame Leben lebendig bleiben lassen.

Fährt sich eine Beziehung auf ein Geleise fest, dann wird es problematisch, und schon mancher Partner hat den gemeinsamen Raum verlassen, weil er sich allein vorfand. Der andere blieb zurück, ging nicht weiter und schloss jede Auseinandersetzung aus. Der dann notwendige Abschied fällt schwer.

Die Kräfte gehen zurück

In all der turbulenten Zeit könnte man den eigenen Körper vernachlässigen, ihn einfach übersehen. Doch die schwindenden Kräfte machen sich bemerkbar. Es ist ein Schwund, der mit Mineralstoffen nicht mehr wettgemacht werden kann. Das ist dann doch das Alter, mit dem man sich aussöhnen muss – und zurückschalten. Trotzdem sollten in all diesen aktiven Jahren die Mineralstoffe nach Dr. Schüßler nicht fehlen.

Hinweis

Immer wieder von jeder Sorte der Mineralstoffe (Nr. 1 bis 12, 15, 22) einige Tabletten einnehmen kann Wunder wirken. Diese nach dem so genannten Gießkannenprinzip genommenen Mineralstoffe füllen die Speicher auf, sodass es zu keinem Mangel und schon gar nicht zu Betriebsstörungen kommen kann.

Die Mineralstoffe können dabei ohne weiteres in ein Glas zusammengeschüttet und in Wasser aufgelöst werden. So ein „Cocktail" stärkt und hilft, eine Ausbeutung des Körpers zu vermeiden.

Gesundheitsprobleme

Doch auf lange Sicht lassen sich Gesundheitsprobleme nicht verhindern. So kommt es zu manchen Betriebsstörungen, die aber mithilfe der Mineralstoffe nach Dr. Schüßler in Grenzen gehalten werden können, oder sie verschwinden wieder ganz.

Migräne

Bei großen Belastungen, seien es seelische, durch Arbeitsüberlastung bedingte oder anderweitige, verspannen sich die Nackenmuskeln und der Energiefluss vom Körper in den Kopf wird stark vermindert oder gar blockiert. Das Gleiche kann durch elektromagnetische Belastungen am Nacken verursacht werden. Es entsteht ein Gefühl der Spannung, das sich langsam über den Hinterkopf ausbreitet und dann über das Schädeldach bis in die Stirn und in den Augenhintergrund reicht. Eine Migräne bahnt sich an.

Hinweis

Bei Migräne hilft oft die „heiße 7". Sie löst die unwillkürliche, unterschwellige Spannung, wodurch der Energiefluss wieder in Gang kommt und die Schmerzen zurückgehen. Wichtig ist, dass die „heiße 7" zu Beginn der Migräne genommen wird.

Krampfadern – Hämorrhoiden

Der Krampf der Krampfadern befindet sich im Gesäß, in der Gemütsebene. Nicht umsonst spricht man von „verklemmt", was aber nicht beurteilend verstanden werden soll. Schon in der Kindheit war es notwendig, den Po unter dem Einfluss der „Hiebe", ganz gleich ob körperlicher oder seelischer Natur, anzuspannen. In den so abgeklemmten Adern fließt das Blut kaum noch. Die Aderwand dehnt sich durch den Blutstau und die Venenklappen berühren einander nicht mehr. Der Rücktransport des Blutes zum Herzen ist erschwert, da das Blut immer wieder zurücksinkt. Auch allzu enge Hosen können die Blutgefäße zusammenpressen und die Entstehung von Krampfadern begünstigen.

Sind die Gefäße schon stark gedehnt, wird sich eine Operation nicht vermeiden lassen. Dadurch wird die Ursache der Krampfadern allerdings nicht beseitigt. Zur Unterstützung bei Krampfadern hat sich folgende Kombination von Mineralstoffen bewährt. Sie sollte auch als Gel oder Cremegel mehrmals täglich aufgetragen werden:

Mineralstoff	Spezieller Bedarf	Stück/Tag
Calcium fluoratum – Nr. 1	Elastizität der Aderwand	7
Kalium chloratum – Nr. 4	Fließfähigkeit des Blutes	10
Natrium phosphoricum – Nr. 9	Neutralisierung der Säure	20
Natrium sulfuricum – Nr. 10	Abbau der abgelagerten Schlacken	10
Silicea – Nr. 11	Bindegewebe der Aderwand	7

Besenreiser

Besenreiser und Couperose haben die gleichen Ursachen. Durch einen Mangel an Nr. 4 Kalium chloratum verdickt sich das Blut und dehnt die oberflächlichen Adern auf, sodass sie deutlich sichtbar werden. Grundsätzlich wäre also Kalium chloratum allein für dieses Problem zuständig. Doch es hat sich gezeigt, dass dieselbe Versorgung wie bei Krampfadern den besten Erfolg hat.

Wechseljahre

Die Wechseljahre sind für viele Frauen eine große Krise. Ihr Selbstverständnis wird sehr in Frage gestellt. Das spielt für Frauen, die sich schwer behaupten konnten, was ganz besonders für sehr sensible zutrifft, eine große Rolle. Es bedurfte großer Anstrengung, das eigene Leben, manchmal auch nur ansatzweise, einzurichten, die eigene Lebensgestalt zu finden. Ihr eigenes Ich wird nun in Frage gestellt, wenn die Menstruation ausbleibt. Das verursacht Ängste und damit einhergehende Verkrampfungen der Muskeln.

In den Wechseljahren wird der hormonelle Stoffwechsel umgestellt, was mit psychischen wie physischen Problemen einhergeht. Das Ausbleiben der Menstruation ist nur ein äußeres Zeichen. Das Gefühl und das Gemüt sind sehr eng an den Hormonhaushalt gekoppelt. Durch das Ausbleiben der Menstruation muss der Körper seine Entgiftungsvorgänge umstellen. Die Schlacken können nicht mehr in dem Maße mit dem Blut ausgeschieden werden wie bisher.

Eine grundsätzliche Versorgung in dieser Zeit könnte folgendermaßen ausschauen:

Mineralstoff	Spezieller Bedarf	Stück/Tag
Calcium fluoratum – Nr. 1	Erhaltung der Elastizität	5
Calcium phosphoricum – Nr. 2	Entspannung der Muskeln, Knochenaufbau	10
Ferrum phosphoricum – Nr. 3	Durchblutungsförderung	7
Kalium chloratum – Nr. 4	Drüsenhaushalt	7
Kalium phosphoricum – Nr. 5	Energie	7
Kalium sulfuricum – Nr. 6	Sauerstoffversorgung in den Zellen	7
Magnesium phosphoricum – Nr. 7	Herz, Nerven, Drüsen, Verdauungsapparat, vegetatives Nervensystem	10
Natrium chloratum – Nr. 8	Flüssigkeitshaushalt, Schleimhäute	10
Natrium phosphoricum – Nr. 9	Abbau der anfallenden Säure, Fettstoffhaushalt	7
Natrium sulfuricum – Nr. 10	Entschlackung	10
Silicea – Nr. 11	Nerven	7
Calcium sulfuricum – Nr. 12	Eiweißabbau	7
Kalium jodatum – Nr. 15	Steuerung der Erregung	5
Calcium carbonicum – Nr. 22	Abschwächung des Alterungsprozesses	7

Zeit der Umstellung

Die Kinder sind groß, die Frau steht eventuell schon lange wieder im Berufsleben oder widmet sich anderen Aufgaben. Jetzt steht wiederum ein tief greifender Übergang im Leben einer Frau an.

In den Wechseljahren treten zuerst verstärkte Regelblutungen auf, dann Unregelmäßigkeiten im Zyklus. Die Produktion der weiblichen Hormone geht zurück. Bei einer verstärkten Regelblutung wird die Einnahme folgender Mineralstoffkombination empfohlen:

Mineralstoff	Stück/Tag
Calcium fluoratum – Nr. 1	10
Calcium phosphoricum – Nr. 2	10
Natrium sulfuricum – Nr. 10	10

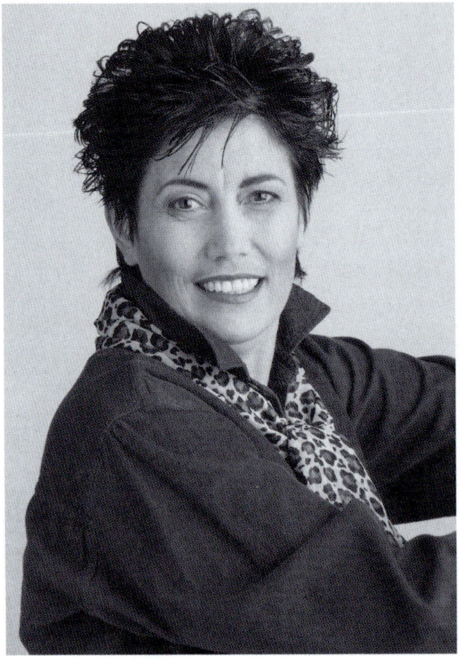

Eine selbstbewusste Frau macht ihre Weiblichkeit nicht an ihrer Fortpflanzungsfähigkeit fest.

Wenn die Frau gelernt hat, ihre Zyklen in ihr Leben zu integrieren, wenn sie ihre persönliche Reifung gefördert hat, wird sie darum wissen, dass auch das neue Leben, das Leben nach der letzten Blutung, für sie lebenswert und schön ist.

Die Kinder gehen aus dem Haus

Das Abschiednehmen von den Kindern ist vielleicht einer der schwierigsten Abschnitte im Leben einer Mutter. Es gibt drei Möglichkeiten:

- Die Mutter lässt ihre Jungen nicht aus dem Nest, sondern hält sie fest. Die Kinder müssen sich losreißen und kommen nicht mehr gerne zurück.
- Dann gibt es Mütter, die ihren Jungen das Verlassen des Nestes nie verzeihen und sie aus Unversöhnlichkeit nie wieder zurückkehren lassen. Sie haben von dem, was ein Nest sein kann, nicht viel verstanden.
- Aber jene Mütter, die ihre Jungen Erfahrungen in der Welt sammeln lassen und sie dann immer wieder aufnehmen, werden erleben, dass die Kinder auch gerne wieder in das Nest zurückkehren.

Oh Schreck – der Mann geht in Pension

Veränderungen bringen so manche Auseinandersetzung ins Haus. Nicht dass mit dieser Auseinandersetzung ein Streit gemeint ist, nein, sondern etwas, womit man sich eben auseinander setzen, sich beschäftigen muss. Dazu gehört auch das Ende der beruflichen Tätigkeit des Partners. Viele Männer haben damit Probleme. Da sie häufig neben ihrem Beruf keiner weiteren Beschäftigung nachgehen, stehen sie nach ihrer Pensionierung häufig vor dem Nichts. Dann müssen sie sich mühselig neue Bereiche erobern. Wenn man als Frau dieses Problem rechtzeitig erkennt, kann man seinem Partner hilfreich zur Seite stehen und ihm so manchen traurigen Tag ersparen.

Wenn die Frau in Pension geht, macht ihr dieser Pensionsschock vielleicht nicht so viel zu schaffen, denn sie ist zu Hause sicher nicht „nutzlos". Der Haushalt wartet und damit kann sie sich sicher gut ablenken. Vielleicht ist sie schon Oma geworden und wird gerne mithelfen, dass die junge Familie entlastet wird, indem sie auf die Enkelkinder aufpasst; zumindest wenn Not „am Mann" ist.

Der Zyklus bleibt aus – Menopause

Frauen, die sich allen Phasen ihres Lebens stellen, die willig und mutig auf die Forderungen des Lebens eingehen, bleiben lebendig und werden diesen Übergang gut meistern. Wenn dabei körperliche Probleme auftauchen, werden sie mit den Mineralstoffen nach Dr. Schüßler bestens zurechtkommen. Zur Förderung beziehungsweise zur Regulierung des Hormonhaushaltes kann folgende Mischung empfohlen werden:

Mineralstoff	Stück/Tag
Calcium fluoratum – Nr. 1	7
Calcium phosphoricum – Nr. 2	10
Kalium chloratum – Nr. 4	7
Kalium phosphoricum – Nr. 5	7
Magnesium phosphoricum – Nr. 7	„heiße 7"
Natrium chloratum – Nr. 8	7
Silicea – Nr. 11	5

Depressive Stimmungen

Wenn die Veränderungen gar zu stürmisch sind, wenn kaum noch Zeit zum Atmen bleibt, dann können ab und zu wehmütige Stimmungen auftauchen. Die Sehnsucht nach ruhigeren Zeiten steigt auf. Entsteht die depressive Verstimmung, weil sich die Frau vor unerfüllbaren Aufgaben sieht, dann braucht sie sicher ein gutes Gespräch, damit sie ihre Situation erkennen kann und dort Veränderungen anstrebt, wo sie notwendig sind. Das kann innere Einstellungen genauso betreffen wie äußere Umstände oder Zustände.

Depressive Verstimmungen stellen sich aber auch bei einer unausgeglichenen hormonellen Stoffwechsellage ein. Dann bricht die Frau scheinbar ohne Grund in Tränen aus und die ganze Familie steht hilflos daneben und weiß weder, was los, noch was zu tun ist.

In Zeiten niedergedrückter Stimmungen kann die folgende Mineralstoffmischung ein wenig gemütsaufhellend wirken:

Mineralstoff	**Spezieller Bedarf**	**Stück/Tag**
Calcium phosphoricum – Nr. 2	Reduzierung der existenziellen Angst	7
Kalium phosphoricum – Nr. 5	Aufbau von Energie	10
Magnesium phosphoricum – Nr. 7	Verminderung der unterschwelligen Spannung	7
Natrium chloratum – Nr. 8	Ausgleich im emotionalen Haushalt	10
Silicea – Nr. 11	Stärkung der Nerven	7
Kalium jodatum – Nr. 15	Unterstützung der Schilddrüse – Entlastung des Gemüts	7
Calcium carbonicum – Nr. 22	Stärkung ganz von innen	10

Hitzewallungen

Ist eine Frau nicht imstande, die Veränderungen, die die Wechseljahre bringen, zu verarbeiten, leidet sie häufig unter dem Problem, wie sie ihren Mitmenschen begegnen soll. Ein Teufelskreis entsteht: In Erwartung einer Abwertung durch ihre Mitmenschen erlebt sie durch ihre Anspannung, wie es ihr heiß und kalt über den Rücken läuft. Durch diese ganz sensible Spannung wird auch die Schweißproduktion verstärkt. Für den Ausgleich der anfallenden Belastungen, der Wärmeregulierung und Schweißbildung, wird viel Nr. 8

Natrium chloratum verbraucht. Ein Mangel an diesem Mineralstoff führt wiederum zu einem Austrocknen der Schleimhäute, aber auch zu einem gestörten Wärmehaushalt, Hitzewallungen entstehen. Sie können am besten durch fünf Mineralstoffe beeinflusst werden:

Mineralstoff	**Spezieller Bedarf**	**Stück/Tag**
Calcium phosphoricum – Nr. 2	Angst, Spannungen, Energieverlust	10
Ferrum phosphoricum – Nr. 3	Abbau der inneren Reibung	20
Magnesium phosphoricum – Nr. 7	Abbau der inneren Spannung	3x „heiße 7“
Natrium chloratum – Nr. 8	Wärmehaushalt	20
Kalium jodatum – Nr. 15	Abbau der inneren Unruhe	7

Osteoporose

Gelingt ein fließender Übergang in der Umstellung des Hormonhaushaltes, verringert sich die Gefahr einer starken Reduzierung der Knochendichte (Osteoporose) erheblich. Die Mineralstoffe nach Dr. Schüßler unterstützen eine Osteoporosebehandlung, können sie unter Umständen ersetzen. Empfohlen wird folgende Mineralstoffmischung:

Mineralstoff	**Spezieller Bedarf**	**Stück/Tag**
Calcium fluoratum – Nr. 1	Oberfläche und Härte der Knochen	7
Calcium phosphoricum – Nr. 2	Aufbau der inneren Struktur der Knochen	20
Ferrum phosphoricum – Nr. 3	Durchblutung der Knochen	7
Kalium phosphoricum – Nr. 5	Aufbau von Gewebe	7
Magnesium phosphoricum – Nr. 7	Entspannung	„heiße 7“
Natrium phosphoricum – Nr. 9	Abbau von Säure	10
Silicea – Nr. 11	Knochenaufbau	7
Kalium jodatum – Nr. 15	Verringerung der inneren Unruhe	7
Calcium carbonicum – Nr. 22	Härteste Schicht der Knochen, Konstitution	7

Das Besondere der Schüßler Mineralstoffe besteht darin, dass sie auch mit Arzneimitteln ohne nachteilige Wirkung kombiniert werden können. Bei Osteoporose ist es sogar wichtig und für eine positive Entwicklung der Knochendichte förderlich, wenn zusätzlich zur Osteoporose-Mischung täglich ein vom Arzt verschriebenes Calciumpräparat eingenommen wird, weil so nicht nur das Calcium innerhalb der Zellen, sondern auch jenes außerhalb der Zellen aufgefüllt wird und der Einbau von Calcium in die Knochen besser erfolgen kann. Wir haben das in vielen Fällen beobachten können.

Treten außer der Osteoporose auch Knorpelprobleme auf, sollte zusätzlich zur oben angegebenen Mineralstoffmischung Nr. 8 Natrium chloratum eingenommen werden.

Wir sind noch immer für Überraschungen gut!

Es ist bewundernswert, mit welchem Elan Frauen auch in den Wechseljahren ihr Leben noch verändern oder in eine andere Bahn lenken. Da wird auf einmal eine Berufslaufbahn angestrebt, die schon lange gewünscht wurde, weil nun die Kinder groß sind, für die man zu Hause geblieben war. Da wird auf einmal eine Berufslaufbahn unterbrochen, ganz im Sinne einer Aussteigerin, weil der Trott, die Machenschaften am Arbeitsplatz, der enge berufliche Horizont eine große Leere haben entstehen lassen. Oder es werden Kurse belegt, intensiv eine Weiterbildung betrieben, eben Neues dazugelernt und ins Leben integriert.

> Immer wieder zeigen Frauen, dass sie sehr konsequent sein können und dem Leben auf den Grund gehen wollen.

Sie wollen es „genau“ wissen. Und wenn der Mann nicht mitgeht, wächst sie manchmal auch heraus aus ihrer Ehe und verlässt ihn plötzlich.

Gesundheitsprobleme

Die grundlegenden Veränderungen des weiblichen Körpers in diesen stürmischen Lebensabschnitten beanspruchen den Mineralstoffhaushalt enorm. Wird nicht rechtzeitig vorgesorgt, entstehen Probleme.

Trockene Schleimhäute

Trockene Schleimhäute stehen in Verbindung mit dem Mineralstoff Nr. 8 Natrium chloratum. Dieser Mineralstoff bindet den Schleimstoff, das Mucin, und ist so für die Bildung aller Schleimhäute im Körper zuständig. Er reguliert außerdem den Wärme- und Flüssigkeitshaushalt. Bei Schleimhautproblemen ist es deshalb notwendig, dass auf den Flüssigkeitshaushalt geachtet wird.

Hinweis

> Neben einer reichlichen Einnahme von Natrium chloratum, viertel- bis halbstündlich, sollten vor allem alle Getränke gemieden werden, die der Körper verdünnen muss.

Zu diesen Getränken gehören alle Limonaden, Bier, Wein und vor allem Kaffee. Er ist ein brutaler Flüssigkeitsräuber, weil der Körper mindestens noch einmal die gleiche Menge Flüssigkeit (reines Wasser) benötigt, um den zugeführten Kaffee verarbeiten zu können. Aber auch bei Tees sollte daran gedacht werden, dass sie nur ganz dünn getrunken werden! Eine Prise Tee auf einen Liter Wasser ist mehr als genug. Der Organismus braucht für jeden Wirkstoff, der ihm zugeführt wird, eine bestimmte Menge Wasser, um die mit ihm verbundene Stoffwechseltätigkeit durchführen zu können. Wenn dann das Verhältnis Wasser und Wirkstoffe nicht stimmt, sind alle Wirkstoffe, auch die besten, eine Belastung, weil der Organismus für sie körpereigene Flüssigkeit freigeben muss.

Die Augen

Durch die Belastungen eines intensiven Lebens lassen die Kräfte nach. Der Nacken verspannt sich und die Leichtigkeit, mit der man den Kopf „oben" halten konnte, lässt nach. Die Spannung im Nacken schwächt den Energiefluss in den Kopf. Das Nachlassen der Sehkraft ist nicht die einzige Folge davon, sondern dazu gehört auch die Lichtempfindlichkeit und eventuell Ohrgeräusche. Kennzeichen für diese Störungen sind die Intensitätsschwankungen. An manchen Tagen ist davon kaum etwas zu spüren und an anderen sind sie fast unerträglich. Das hängt mit dem Energiepegel zusammen, der erheblich schwanken kann.

Neben Entspannungsübungen für den Nacken, Energieflussübungen und Massagen kann folgende Mineralstoffmischung Hilfe bringen:

Mineralstoff	Spezieller Bedarf	Stück/Tag
Calcium fluoratum – Nr. 1	Förderung der Elastizität	7
Calcium phosphoricum – Nr. 2	Lockerung der Muskelspannung	10
Ferrum phosphoricum – Nr. 3	Verstärkung der Sauerstoffversorgung	10
Kalium phosphoricum – Nr. 5	Aufbau des geschwächten Energiehaushaltes	10

Mineralstoff	Spezieller Bedarf	Stück/Tag
Natrium chloratum – Nr. 8	Flüssigkeitshaushalt im Auge und Reinigung	10
Silicea – Nr. 11	Regeneration der Bindehaut und des Sehnervs	20

Häufig tritt auch eine sehr starke Lichtempfindlichkeit auf. Vor allem in der Nacht beim Auto fahren wird man leicht geblendet. Diese Beschwerden verlangen ebenso nach Nr. 11 Silicea wie Zuckungen an den Lidrändern oder Mundwinkeln.

Haut und Haare

Falten können sich bei reichlicher Einnahme von Nr. 11 Silicea unter Umständen stark zurückbilden. Nicht umsonst wird dieser Mineralstoff in der Biochemie als der Verjüngungsstoff bezeichnet. Gegen Falten wird folgende Mischung empfohlen (die Kombination ist auch in der Anwendung als Gel oder Cremegel zu empfehlen):

Mineralstoff	Stück/Tag
Calcium fluoratum – Nr. 1	7
Natrium chloratum – Nr. 8	7
Natrium phosphoricum – Nr. 9	10
Silicea – Nr. 11	10–20

Stumpfe Haare verlangen nach dem Duschgel mit Mineralstoffen sowie der Einnahme von je 20 bis 30 Tabletten Nr. 9 Natrium phosphoricum und Nr. 11 Silicea pro Tag.

Die Pensionierung

Es ist ein großes Geschenk, dass das Leben heute nicht mehr nur der existenziellen Absicherung gewidmet werden muss. Es bleibt neben der beruflichen Tätigkeit immer mehr Zeit für andere Bereiche, sodass man davon ausgehen kann, dass die Lebensqualität immer mehr steigt. Das trifft vor allem auf jene Menschen zu, die diese Möglichkeiten auch entsprechend nutzen.

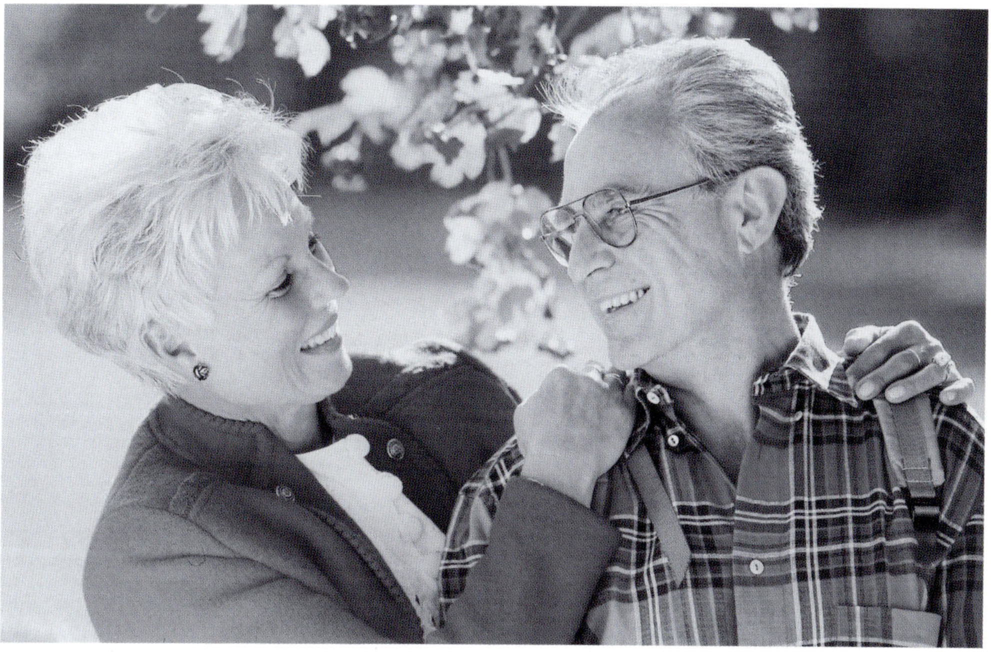

Ein neuer Lebensabschnitt beginnt.

Die Zeit vor der Pensionierung

Der Schritt in die Pension ist ein sehr tief greifender. Jahrzehntelange Gewohnheiten verändern sich. Unter Umständen wird es auch wirtschaftliche Einschränkungen geben, wenn nicht vorher ein Polster geschaffen wurde, auf dem es sich „gut ruhen“ lässt.

Schon vor der Pensionierung sollte die Frau sich darum kümmern, eventuell einen neuen Bekanntenkreis aufzubauen oder alte Kontakte wieder herzustellen. Bei Altersteilzeit kann sie sich langsam auf die veränderte Lebensgestaltung einstellen. Vielleicht hat sie auch schon ein Hobby gefunden, in das sie sich nach der Pensionierung hineinarbeiten kann. Eine intensivere Ausbildung in der Mineralstoffberatung nach Dr. Schüßler kann auch eine sehr befriedigende Betätigung im Alter ermöglichen, wenn sie mithilfe dieser speziellen Mineralstoffe nicht nur sich selbst, sondern auch vielen anderen Menschen helfen kann.

In der Zeit vor der Pensionierung sollten konkrete Vorstellungen und Absichten gefasst und auch schon umgesetzt werden.

Auf keinen Fall sollte die Zeit vor der Pensionierung schon mit etwa 45 Jahren beginnen, wo dann 10 bis 15 Jahre in einem Wartesaal verbracht werden. Schade wäre es, wenn sich überhaupt bei berufstätigen Frauen die Einstellung breit machen würde, dass man nach der Ausbildung und Einstellung in einen Betrieb nur mehr auf die Pension wartet. Allerdings ist es durchaus verständlich, dass jemand auf das Ende einer Betätigung wartet, die von vornherein nur ungern ausgeübt wurde.

Pensionsschock?

Es gibt mehrere Ursachen für einen Pensionsschock:

- Wenn die berufliche Tätigkeit alles im Leben bedeutete und es daneben nichts gegeben hat. Das könnte unter Umständen auch eine Flucht gewesen sein, z. B. vor dem Alleinsein.
- Wenn vor lauter Arbeit keine Zeit geblieben ist, sich neben Kindern, Partner und Beruf noch um etwas anderes zu kümmern.
- In manchen Familien werden wenig Gespräche geführt. Eine Begegnung findet kaum statt. Die Kinder und die gemeinsame wirtschaftliche Existenz waren der Gegenstand aller Gespräche und nun ist man auf einmal 24 Stunden mit seinem Partner zusammen und soll mit ihm zurechtkommen.
- Dynamische, prozessorientierte Menschen haben grundsätzlich wenig Probleme mit ihrer Pensionierung. Sehr schwer tun sich aber jene, die in ihren Lebensgewohnheiten festgefahren sind und sie nun grundlegend ändern sollen. Meistens fällt es ihnen auch sehr schwer, vorausschauend zu planen, weil sie sich mit ihren momentanen Anforderungen völlig ausgelastet fühlen. Der Schock besteht dann in der unabdingbaren Forderung, neue Lebensgewohnheiten ausbilden zu müssen. Oft besteht die Lösung in einer Flucht in ein neues Arbeitsverhältnis, manchmal sogar auf Kosten der eigenen Substanz, weil es ohne angemessene Entlohnung eingegangen wird, allein um in dem gewohnten Geleise weiterfahren zu können. Hier ist viel Geduld nötig bei dem Versuch, sich langsam aus der Umklammerung der allzu starren Lebensformen herauszuarbeiten.
- Wer das Leben mit dem Wert „Arbeit“ gleichsetzt, steht nach der Pensionierung vor dem Nichts. „Seit ich keiner Arbeit mehr nachgehen kann, fühle ich mich hundeelend. Das Leben hat keinen Sinn mehr“, heißt es dann. Das Entdecken neuer Werte wird vieles abverlangen, führt aber aus der Enge heraus.

Mit Zuversicht dem Alter entgegen

Es hat noch keine Zeit in der Geschichte der Menschheit gegeben, die dem älteren Menschen so viele Möglichkeiten bietet, wie die heutige. Es bleibt dem Einzelnen überlassen, sie zu nützen. Aber wer sich umschaut und sich einen Überblick verschafft, was in seinem Umkreis möglich ist, wird sicher mit Zuversicht dem Alter entgegengehen, neugierig und abenteuerlustig.

Die gereifte Persönlichkeit

Wenn eine Frau durch alle die beschriebenen Umstellungen hindurchgereift ist, hat sie eine enorme persönliche Leistung vollbracht. In den Auseinandersetzungen mit ihren Lebensphasen hat sie viel gelernt, sich aber vor allem Flexibilität angeeignet, die sie den Wert einer jeden Phase erkennen lässt. So kann sie reich an Lebenserfahrung mit Zuversicht in die letzte Phase ihres Lebens eintreten und sie als neuerliches Geschenk des Lebens genießen.

Im Laufe der Zeit hat sie sich ein reiches Wissen in der Anwendung der Mineralstoffe nach Dr. Schüßler angeeignet und kann für ihre weitere Gesundheit sorgen. Es werden sich aber auch die nachkommenden Generationen freuen, wenn sie eine weise Ratgeberin für ihre gesundheitlichen Sorgen oder seelischen Probleme haben!

Omi, wir brauchen dich!

„Wenn eine Mutter glaubt, ihre Arbeit sei getan, wird sie Großmutter." Dieser leicht ironische Satz hat einen tiefen Hintergrund. Die Oma ist auf ganz besondere Weise mit ihrem Enkelkind verbunden und für es da, wenn es sie braucht. Und sie kann es mit Mineralstoffen nach Dr. Schüßler versorgen. Gerade die Kleinen nehmen diese Mineralstoffe gerne und „futtern" sie regelrecht, wenn sie sie dringend brauchen. So kann die Heilweise von einer Generation an die nächste weitergegeben werden.

Endlich den eigenen Interessen nachgehen

Wie widersprüchlich sind doch diese beiden Kapitel. Vielleicht und vielleicht auch nicht! Denn so manche Oma wird mit Sehnsucht an ihre Enkelkinder denken, wenn sie nicht bei ihnen sein kann. Dann kann die Zeit auch für Seminare genützt werden, für Bildungsreisen oder ganz einfach für ein Buch, das schon lange auf dem Nachtkästchen liegt und darauf wartet, gelesen zu werden. Endlich ist Zeit, die Freundinnen zu besuchen, die schon lange darauf gewartet haben.

Einen ganz wichtigen Punkt stellt in der Gestaltung der neu gewonnenen Zeit die Sorge um den eigenen Körper dar. Sie sollte allerdings nicht in einer übertriebenen Haltung ausarten, in der es nur mehr um die Gesundheit geht und vor lauter Sorge daraus schon wieder eine neue Belastung erwächst. Mit einer lockeren Haltung kann sich das Bemühen um den Körper mit der Ernährung beschäftigen, die dem Alter angemessen sein soll, mit der Versorgung mit den richtigen Mineralstoffen – auch mit Mineralstoffen nach Dr. Schüßler – mit Entspannung und Energieaufbau, mit Meditation und spiritueller Entfaltung, weil all das eine positive Auswirkung auf die körperliche Ebene hat.

Im Alter

Gibt es für den alten Menschen noch einen Sinn im Leben? Oder müssen sie alle dem zustimmen, was eine ältere Bäuerin formulierte: „Seit ich nichts mehr leisten kann, bin ich nichts mehr wert." Und wenn man keinen Wert mehr hat, ist das Leben auch sinnlos – oder?

Doch die Weisheit der Alten, deren Wertschätzung so sehr verloren gegangen ist, wird eines Tages wieder geschätzt werden. Zwei Richtungen sind es, die dem Alter Sinn und Wert verleihen. Einerseits geht es um das Weitergeben von Lebenserfahrung. Wie dankbar sind beispielsweise viele junge Mütter, wenn sie von ihren Omas wertvolle Tipps für den Umgang mit den Problemen ihrer Kinder erhalten. Von der Oma ist es oft einfacher etwas anzunehmen als von der Mutter. Andererseits geht es immer noch um die Auseinandersetzung mit einer wundervollen Welt, die auch im Alter noch voll Überraschungen sein kann, wenn man sich für sie öffnet.

Hinweis

Grundsätzlich verlangsamt Nr. 22 Calcium carbonicum den Alterungsprozess. Es genügt, 7–10 Tabletten pro Tag einzunehmen.

Das Lernen hört nie auf

Die Oma, die mit ihrem Enkel am Computer um die Wette spielt, die im Internet surft, für die das Handy eine Selbstverständlichkeit darstellt, die die Strapazen einer Reise auf sich nimmt, sich mit religiösen Gruppen auseinander setzt, die aber auch mit ihrem Körper gut umgehen kann, ist bewundernswert und ringt allen, die sie kennen, ordentlich Respekt ab. So wird das Leben immer wieder eine Aufgabe bereit halten, für jeden, ganz gleich wie alt er ist. Für die Auseinandersetzung mit dem Leben ist man nie zu alt und die Hoffnung auf positive Veränderungen hat am besten Luther mit dem Satz ausgedrückt: „Und wüsste ich, dass die Welt morgen untergeht, ich würde noch heute ein Apfelbäumchen pflanzen!“ Denn insgeheim hofft jeder, auch wenn die Lage einmal nicht rosig ist, dass es irgendwie weitergeht und besser wird. Gerade dieser Glaube ist oft das Starke am älteren Menschen und bewundernswert!

Vergesslichkeit

Immer wieder klagen ältere Menschen: „In letzter Zeit bin ich so vergesslich!“ Dann muss der Vorrat an „Gehirnschmalz“ wieder aufgebaut werden.

Hinweis

Nr. 5 Kalium phosphoricum bindet das für das Gehirn so notwendige Lezithin. Nr. 8 Natrium chloratum sorgt im Gehirn für die Erneuerung der Säfte und die Reinigung der Gehirnzellen.

Die Zellen des Gehirns besitzen nicht die Fähigkeit, sich zu teilen wie die übrigen Zellen des Körpers. So sind gerade sie besonders auf eine gute Versorgung mit Betriebsstoffen angewiesen, damit sie ihre Aufgaben erfüllen können. So wird es rasch Hilfe bringen, wenn von jedem der beiden Mineralstoffe Nr. 5 und Nr. 8 je eine Pastille jede halbe Stunde eingenommen wird.

Mit Humor geht alles leichter

Es gibt ältere Frauen, die sind ein Anziehungspunkt für ihre ganze Umgebung. Alle hören ihnen gerne zu. Sie strahlen Weisheit und Gelassenheit aus, und sie haben vor allem, was die Menschen am meisten beschenkt, einen goldenen Humor. Das ist die Kunst, sich von sich selbst zu distanzieren und auch einmal über sich selbst zu lachen, wenn etwas gar zu komisch war. Im Alter muss man nicht mehr alles so ernst nehmen, viele Probleme wurden durchlebt und haben ihren Schrecken schon lange verloren. So können junge Menschen gerade von den Älteren das lernen, was man innere Distanz nennt. Damit wird nicht mehr alles gleich persönlich genommen und mithilfe des anderen kann man sich von außen ansehen und über sich etwas Neues erfahren, was bisher vielleicht verborgen war.

Nichts tut auf Dauer mehr weh als ein tierischer Ernst. Wie wohltuend eine humorvolle Bemerkung sein kann, hat jeder schon einmal am eigenen Leib erlebt. Sie muss allerdings eine feine Art haben, die nicht beleidigend ist und zugleich den Menschen, der aus Angst in seinem engen charakterlichen Kleid steckt, entlasten kann.

Die Knochen tun weh

Knochenschmerzen können zweierlei Ursachen haben. Einmal kann es sich um harnsaure Ablagerungen handeln, welche mehr die Gelenke betreffen. Oder es sind die Folgen des Knochenabbaues, im weitesten Sinne eine Folge der Osteoporose (s. S. 127).

Gelenkprobleme

Bei Schmerzen in den Gelenken, ganz gleich, ob es sich um die Muskeln, den Knorpel oder die Knochen selbst handelt, hilft folgende Mineralstoffmischung überraschend schnell. Sie sollte auch als Gel oder Cremegel äußerlich angewendet werden:

Mineralstoff	Spezieller Bedarf	Stück/Tag
Calcium fluoratum – Nr. 1	Sehnen und Bänder des Gelenks	7
Calcium phosphoricum – Nr. 2	Eiweißhaushalt, Stärkung der Muskeln	10
Ferrum phosphoricum – Nr. 3	Verringerung der Schmerzen	10
Natrium chloratum – Nr. 8	Versorgung des Gelenkknorpels	10
Natrium phosphoricum – Nr. 9	Neutralisierung der Säure, Reduzierung der Säureablagerung	20
Silicea – Nr. 11	Stärkung des Bindegewebes	7

Knochenschmerzen

Schmerzen, die direkt im Knochen entstehen, können rheumatisch oder durch den Abbau von Knochensubstanz verursacht sein. Für beide Probleme ist die im vorigen Abschnitt genannte Mineralstoffmischung am besten.

Muskelrheuma – Gelenkrheuma – Gicht

In der Biochemie nach Dr. Schüßler wird in diesem Formenkreis nicht zwischen den einzelnen Erscheinungen unterschieden, sondern versucht, das Problem von den Mineralstoffmängeln her zu beleuchten. Es hat sich gezeigt, dass es sich bei allen diesen Problemen im Wesentlichen um die gleichen Mangelerscheinungen handelt.

Im Herbst, am Beginn der kälteren Jahreszeiten, beginnt „das Zipperlein zu plagen", wie es im Volksmund heißt. Die Gichtknoten, aufgetriebene Gelenkknorpel, beginnen zu schmerzen und die in den Geweben abgelagerten Säurekristalle (Muskelrheuma) plagen unentwegt. Die Bedeutung der Ernährung (purin- und säurearm) darf in diesem Zusammenhang nicht übersehen und muss entsprechend berücksichtigt werden. Aber auch die Mineralstoffe wirken bei diesen Krankheiten lindernd, innerlich und äußerlich angewendet. Die angegebene Mischung sollte über längere Zeit täglich eingenommen und äußerlich in derselben Zusammensetzung als Cremegel auf die schmerzenden Stellen aufgetragen werden.

Mineralstoff	Spezieller Bedarf	Stück/Tag
Ferrum phosphoricum – Nr. 3	Abklingen der entzündlichen Reaktionen	10
Kalium sulfuricum – Nr. 6	Abbau der Schlacken aus den Zellen	7
Natrium chloratum – Nr. 8	Abbau der Purine, Aufbau des Knorpels	20
Natrium phosphoricum – Nr. 9	Neutralisierung der Harnsäure	20
Natrium sulfuricum – Nr. 10	Abbau der Schlacken	10
Silicea – Nr. 11	Abbau der Säurekristalle	10
Calcium sulfuricum – Nr. 12	Abbau der Säuren	10

Oberschenkelhalsbruch

Ein Oberschenkelhalsbruch müsste auch bei einem Sturz nicht sein, enthielten die Knochen noch genügend Mineralstoffe. Dies ist dann der Fall, wenn man schon ein Leben lang mit den Mineralstoffen nach Dr. Schüßler seinen Körper versorgt hat. Aber auch wenn dieses tragische Ereignis passiert ist und der Knochen mit einem Nagel wieder zusammengefügt wurde, kann mit den Mineralstoffen wertvolle Hilfe geleistet werden.

Folgender Einnahmeplan unterstützt das Wachstum und die Heilung des Knochens. Die Mischung sollte außerdem so bald wie möglich äußerlich als Gel oder Cremegel aufgetragen werden:

Mineralstoff	Spezieller Bedarf	Stück/Tag
Calcium fluoratum – Nr. 1	Oberfläche und Elastizität des Knochens	10
Calcium phosphoricum – Nr. 2	Knochenbildung	15
Ferrum phosphoricum – Nr. 3	Förderung der Durchblutung	7
Kalium phosphoricum – Nr. 5	Energie zur Regeneration	7

Mineralstoff	Spezieller Bedarf	Stück/Tag
Natrium chloratum – Nr. 8	Neubildung von Gewebe	7
Silicea – Nr. 11	Bindegwebe im Knochen	7
Calcium carbonicum Nr. 22	Härte der Knochen	5

Schwächezustände

Schwächezustände zeigen das Abnehmen der Kräfte im Körper an. Für solche Fälle sind alle jene Mineralstoffe angezeigt, die für den Energieaufbau zuständig sind.

Mineralstoff	Spezieller Bedarf	Stück/Tag
Calcium phosphoricum – Nr. 2	Eiweißaufbau	10
Ferrum phosphoricum – Nr. 3	Auseinandersetzungsfähigkeit mit der Welt	10
Kalium phosphoricum – Nr. 5	Energieaufbau	20
Natrium chloratum – Nr. 8	Aufbau von Gewebe	20
Calcium carbonicum – Nr. 22	Reduzierung der Alterungsprozesse	10

Das Gehen fällt schwer

Durch die zunehmende Verschlackung des Körpers werden die Beine immer schwerer. Außerdem ist es dem Organismus nicht mehr in ausreichendem Maße möglich, die anfallenden Ermüdungsstoffe abzubauen, wodurch sie sich in die Beine absetzen. Es entsteht zuerst ein Gefühl von schweren Beinen, die Bewegung bereitet große Mühe.

Hinweis

Halbstündlich bis stündlich eine Tablette Nr. 10 Natrium sulfuricum wird sehr rasch Erleichterung bringen.

Geschwollene Beine und Füße

Bei geschwollenen Beinen kann der Organismus die in Lösung gehaltenen Schlacken nicht mehr abbauen.

Hinweis

Die Einnahme von Nr. 10 Natrium sulfuricum viertel- bis halbstündlich über längere Zeit wird die Schwellung der Beine bald zurückgehen lassen.

Die Leber kann mithilfe des zur Verfügung gestellten Betriebsstoffes die Schlacken so umbauen, dass sie über den Dickdarm ausgeschieden werden können, und das nun freie Wasser steht dem Organismus für wertvolle Dienste zur Verfügung. Der Einsatz der üblichen Entwässerungstabletten bringt bei geschwollenen Beinen meistens keinen Erfolg. Er ist im Gegenteil oft sehr belastend, weil dabei viele wertvolle Mineralstoffe geopfert werden müssen.

Offene Beine oder Füße

Weiß sich der Organismus der vielen anfallenden Schlackenflüssigkeit nicht mehr zu erwehren, bildet er eine Öffnung an der Stelle, an der sich am meisten von dieser belastenden Flüssigkeit befindet. Das sind die Unterschenkel. Eine gute Behandlung einer solchen schweren Störung wird nicht versuchen, krampfhaft diese Öffnung zu schließen, sondern einen Abbau der belastenden Schlacken zu erreichen. Das ist einmal über die Ernährung möglich, indem versucht wird, möglichst schonend zu essen, dass heißt belastende Stoffe, wie sie z. B. in Kaffee, schwarzem Tee, Geräuchertem, Gegrilltem oder Zigarettenrauch enthalten sind, wegzulassen. Auch sollte einer basischen Ernährung der Vorzug gegeben werden, um eine Säurebelastung zu vermeiden. Ein gut zubereiteter Reinigungstee kann die Entlastung verstärken.

Mineralstoff	Spezieller Bedarf	Stück/Tag
Ferrum phosphoricum – Nr. 3	Rückgang der Entzündung	7
Kalium chloratum – Nr. 4	Stärkung des Drüsenapparates	10
Kalium sulfuricum – Nr. 6	Reinigung des Körpers	10
Natrium chloratum – Nr. 8	Entgiftung	10
Natrium phosphoricum – Nr. 9	Entsäuerung	10
Natrium sulfuricum – Nr. 10	Entschlackung	20
Calcium sulfuricum – Nr. 12	Förderung des natürlichen Abflusses der Schlacken	20

Die äußere Anwendung richtet sich nach der Farbe des Sekretes:

- Weißlich: Nr. 4 Kalium chloratum
- Bräunlich-gelblich: Nr. 6 Kalium sulfuricum
- Grünlich: Nr. 10 Natrium sulfuricum
- Farblos-glasklar: Nr. 8 Natrium chloratum

Die Mineralstoffe werden äußerlich angewandt und als Brei aufgetragen. Nur bei einer Beruhigung der offenen Stelle kann auch eine Salbe oder ein Cremegel verwendet werden.

Schwindel

Schwindelgefühle werden hauptsächlich durch eine mangelnde Durchblutung des Gleichgewichtsorganes verursacht, was nach Nr. 3 Ferrum phosphoricum verlangt. Jede halbe Stunde sollte eine Tablette davon eingenommen werden.

Ist die Ursache in mangelnder Energie zu suchen, sodass man sich nur mehr mit Mühe aufrecht halten kann, dann hilft Nr. 5 Kalium phosphoricum. Dieser Mineralstoff muss über längere Zeit eingenommen werden, wobei wenigstens jede Stunde bis halbstündlich eine Pastille gelutscht wird.

Chronische Krankheiten

Dr. Bruker hat in seinem Buch *Unsere Nahrung – unser Schicksal* ganz richtig festgestellt, dass das Problem in unserer Zeit nicht das Altwerden ist, sondern das oft jahrzehntelange Siechtum im Alter. Die Menschen hingegen, die Mineralstoffe nach Dr. Schüßler ein Leben lang als Begleiter einsetzen und sie je nach Bedarf einnehmen, werden einer so belastenden Zeit auf keinen Fall entgegengehen.

Kommen aber Menschen erst spät zu dieser Heilweise, dann besteht auch bei chronisch Kranken zumindest Hoffnung auf Linderung ihrer manchmal schweren Leiden. Das betrifft vor allem jene Krankheiten, die aufgrund eines chronischen Mangels entstanden sind. Für sie sind die ausscheidenden Mineralstoffe am allerwichtigsten. Der Einnahmeplan für die Entschlackung des Körpers ist in einem solchen Fall am besten:

Mineralstoffe	Spezieller Bedarf	Stück/Tag
Ferrum phosphoricum – Nr. 3	Unterstützung aller Vorgänge, die einen verstärkten Transport im Körper verlangen	7
Kalium chloratum – Nr. 4	Bindung aller chemischen Gifte, vor allem abgelagerter Medikamentenstoffe	10
Kalium phosphoricum – Nr. 5	Antiseptisches Mittel der Biochemie nach Dr. Schüssler; Bindung aller starken Giftstoffe, die im Körper abgelagert sind; Förderung der Regeneration des Körpers	10
Kalium sulfuricum – Nr. 6	Ausscheidung alter Ablagerungen aus den Zellen	10–20
Natrium chloratum – Nr. 8	Bindung weiterer Giftstoffe im Körper sowie metallischer Ablagerungen (evtl. durch Amalgamfüllungen)	10
Natrium phosphoricum – Nr. 9	Umbau der belastenden Harnsäure in Harnstoff, sodass sie ausgeschieden werden kann	10
Natrium sulfuricum – Nr. 10	Unterstützung der Leber beim Umbau von Schlacken, sodass sie über den Dickdarm ausgeschieden werden können	20–30
Silicea – Nr. 11	Ausscheidung in Form von Kristallen abgelagerter Harnsäure	7

Abschied nehmen – Trauer

Im Leben muss immer wieder Abschied genommen werden. Niemandem bleibt diese Erfahrung erspart. Es bleibt in diesen traurigen Situationen nichts anderes übrig, als auf all das zu schauen, was mit dem geliebten Menschen an Erfahrungen gesammelt werden konnte. Am Schluss bleibt der Satz: „Schön, dass sie gewesen ist, diese gemeinsame Zeit, mit all ihren Werten, mit dem unverwechselbaren Leben mit eben diesem Menschen, mit dem man sich auseinander gesetzt hat." Der Abschied ist ein äußerer, denn im Herzen lebt dieser Mensch weiter, aber nicht nur innen, sondern auch in einer gegenwärtigen, nicht greifbaren Welt.

Vitalität bis ins hohe Alter

Neugierde, Abenteuerlust, geistige Beweglichkeit, Flexibilität, innere wie äußere Lebendigkeit verbunden mit einer guten Versorgung des Körpers mit den notwendigen Betriebsstoffen lassen eine Vitalität entstehen, die bis ins hohe Alter anhält. Gerade von diesen Menschen können die jungen Heranwachsenden viel lernen.

„Ad multos annos" – „Auf viele weitere Jahre!" So wie dieser Wunsch bei so manchen Geburtstagsfeiern gesprochen wird, so sollten die Schüßlerianerinnen sich voneinander verabschieden, um sich immer wieder zu treffen und ihre Erfahrungen austauschen, damit noch viele Menschen von ihren Erfahrungen lernen können.

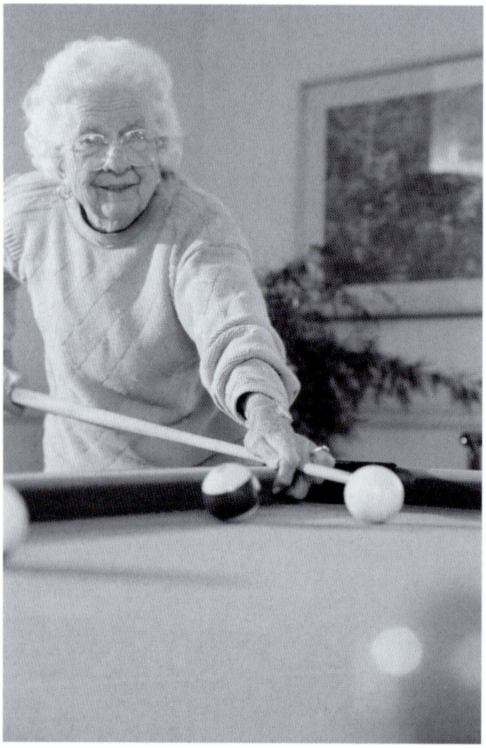

Lebensfreude ist keine Frage des Alters.

Anwendungen

Beschwerden	Mineralstoffe	Stück/Tag
Abführmittel – Folge von vermehrtem Gebrauch	Nr. 1 – Calcium fluoratum	7
	Nr. 5 – Kalium phosphoricum	7
	Nr. 7 – Magnesium phosphoricum	7
	Nr. 8 – Natrium chloratum	10
	Nr. 10 – Natrium sulfuricum	10
Abmagerung – allgemein, ohne äußere Krankheitserscheinungen (Arzt!)	Nr. 2 – Calcium phosphoricum	10–20
	Nr. 5 – Kalium phosphoricum	10
	Nr. 8 – Natrium chloratum	10
Abortus (Fehlgeburt) – Genesung nachher	Nr. 2 – Calcium phosphoricum	10
	Nr. 3 – Ferrum phosphoricum	20
	Nr. 5 – Kalium phosphoricum	20
	Nr. 8 – Natrium chloratum	10
Abortus (Fehlgeburt) – Vorbeugung, Verhütung	Nr. 1 – Calcium fluoratum	7
	Nr. 2 – Calcium phosphoricum	10
	Nr. 3 – Ferrum phosphoricum	10
	Nr. 5 – Kalium phosphoricum	10–20
	Nr. 8 – Natrium chloratum	7
	Nr. 11 – Silicea	7
Acne rosacea	Nr. 3 – Ferrum phosphoricum	7
	Nr. 4 – Kalium chloratum	7
	Nr. 6 – Kalium sulfuricum	10
	Nr. 9 – Natrium phosphoricum	20
	Nr. 10 – Natrium sulfuricum	20
Acne vulgaris, gewöhnliche Akne *Die Mineralstoffkombination ist in der Anwendung als Gel oder Cremegel besonders zu empfehlen*	Nr. 3 – Ferrum phosphoricum	10
	Nr. 4 – Kalium chloratum	7
	Nr. 8 – Natrium chloratum	7
	Nr. 9 – Natrium phosphoricum	20
	s. auch Pubertätsakne, S. 87	
Akne – als Folge der Antibabypille	Nr. 2 – Calcium phosphoricum	10
	Nr. 8 – Natrium chloratum	10
	Nr. 9 – Natrium phosphoricum	20

Beschwerden	Mineralstoffe	Stück/Tag
Akne – Entzündung, roter Hof	Nr. 3 – Ferrum phosphoricum	10–20
Allergien	s. Allergien, S. 116	
Alterungsprozess	s. Im Alter, S. 134	
Angstzustände – bei Kindern	Nr. 1 – Calcium fluoratum Nr. 2 – Calcium phosphoricum Nr. 4 – Kalium chloratum Nr. 5 – Kalium phosphoricum Nr. 7 – Magnesium phosphoricum Nr. 9 – Natrium phosphoricum Nr. 11 – Silicea	7 10 7 10 „heiße 7" 7 7
Angst – innere Unruhe	Nr. 7 – Magnesium phosphoricum Nr. 15 – Kalium jodatum	10 5
Angst – überreizte Nerven	Nr. 5 – Kalium phosphoricum Nr. 8 – Natrium chloratum Nr. 9 – Natrium phosphoricum Nr. 11 – Silicea	10–20 10 7 7
Angst – Lampenfieber	Nr. 7 – Magnesium phosphoricum	„heiße 7"
Angst – vor der Enge	Nr. 2 – Calcium phosphoricum Nr. 6 – Kalium sulfuricum	10–20 10–20
Anorexia nervosa	s. Magersucht, S. 89	
Antibabypille	s. Die Antibabypille, S. 92	
Ausfluss	s. Unregelmäßigkeiten im Zyklus, S. 87	
Bänder – allgemein, auch Gebärmutterbänder *Die Mineralstoffkombination ist in der Anwendung als Gel oder Cremegel besonders zu empfehlen*	Nr. 1 – Calcium fluoratum Nr. 11 – Silicea	10–20 10
Bänder – schmerzend *Die Mineralstoffkombination ist in der Anwendung als Gel oder Cremegel besonders zu empfehlen*	Nr. 1 – Calcium fluoratum Nr. 3 – Ferrum phosphoricum Nr. 9 – Natrium phosphoricum Nr. 11 – Silicea	20–30 10 7 7

Beschwerden	Mineralstoffe	Stück/Tag
Beine – geschwollen	s. Geschwollene Beine und Füße, S. 138	
Beine – offen	s. Offene Beine oder Füße, S. 139	
Besenreiser	s. Krampfadern, S. 121	
Bindegewebe – Schwäche, Aufbau	s. Der Bauch geht nicht zurück, S. 111	
Bindegewebe – Erschlaffung, Austrocknung	Nr. 1 – Calcium fluoratum Nr. 8 – Natrium chloratum Nr. 11 – Silicea	7 20 10
Blähkoliken bei Säuglingen	s. Anfangsschwierigkeiten – Blähkoliken, S. 107	
Blutandrang – Wallungen	Nr. 3 – Ferrum phosphoricum Nr. 7 – Magnesium phosphoricum	20 20
Blutandrang zum Kopf	Nr. 3 – Ferrum phosphoricum Nr. 7 – Magnesium phosphoricum Nr. 11 – Silicea	10 10 7
Blutstörungen – Blutarmut	Nr. 2 – Calcium phosphoricum Nr. 3 – Ferrum phosphoricum	10–20 10
Blutstörungen – erhöhte Blutsenkung (versteckte Entzündung)	Nr. 3 – Ferrum phosphoricum	10–30
Brust – Eiterung (Arzt!)	Nr. 9 – Natrium phosphoricum Nr. 11 – Silicea Nr. 12 – Calcium sulfuricum	20 10 10
Brust – Entzündung	Nr. 3 – Ferrum phosphoricum Nr. 12 – Calcium sulfuricum	10–20 10
Brust – hängend	Nr. 1 – Calcium fluoratum	10
Brust – Knoten, Verhärtung (Arzt!)	Nr. 1 – Calcium fluoratum Nr. 9 – Natrium phosphoricum Nr. 11 – Silicea	10 7 7
Brust – Schmerzen vor der Periode	Nr. 3 – Ferrum phosphoricum Nr. 7 – Magnesium phosphoricum	10–20 „heiße 7“
Brustpflege	s. Körperpflege in der Schwangerschaft, S. 105	

Beschwerden	Mineralstoffe	Stück/Tag
Brust – Schwellung	Nr. 4 – Kalium chloratum Nr. 10 – Natrium sulfuricum	10 10–20
Brust – Verhärtung während des Stillens, „Betonbrust“	s. Stillen, S. 106	
Brustdrüsen – vereitert (Arzt!)	s. Brust, S. 145	
Brustdrüsenentzündung – Mastitis (Arzt!)	Nr. 3 – Ferrum phosphoricum Nr. 9 – Natrium phosphoricum Nr. 11 – Silicea	10–20 10 7
Brustdrüsen – Neuralgie der Brustwarze	Nr. 3 – Ferrum phosphoricum Nr. 11 – Silicea	10 10
Brustdrüsen: Schwellung und Schmerzen der Brustdrüsen, vor allem prämenstruell und zur Zeit der Ovulation – berührungsempfindlich	Nr. 3 – Ferrum phosphoricum Nr. 8 – Natrium chloratum Nr. 10 – Natrium sulfuricum Nr. 15 – Kalium jodatum	10 7 10 5
Brustwarzen – Blutung, wund	Nr. 3 – Ferrum phosphoricum Nr. 8 – Natrium chloratum	10–20 10
Brustwarzen – eiternd (Arzt!)	Nr. 9 – Natrium phosphoricum Nr. 11 – Silicea Nr. 12 – Calcium sulfuricum	20 10 10
Brustwarzen – Pflege *Die Mineralstoffkombination ist in der Anwendung als Gel oder Cremegel besonders zu empfehlen*	Nr. 1 – Calcium fluoratum Nr. 3 – Ferrum phosphoricum Nr. 5 – Kalium phosphoricum Nr. 8 – Natrium chloratum Nr. 11 – Silicea	7 7 5 10 5
Brustwarzen – rissig *Die Mineralstoffkombination ist in der Anwendung als Gel oder Cremegel besonders zu empfehlen*	Nr. 1 – Calcium fluoratum Nr. 5 – Kalium phosphoricum	10–20 7
Brustwarzen – stechendes Gefühl	Nr. 11 – Silicea	10–20

Beschwerden	Mineralstoffe	Stück/Tag
Brustwarzen – Vorbereitung auf das Stillen *Die Mineralstoffkombination ist in der Anwendung als Gel oder Cremegel besonders zu empfehlen*	Nr. 1 – Calcium fluoratum Nr. 3 – Ferrum phosphoricum Nr. 5 – Kalium phosphoricum Nr. 8 – Natrium chloratum Nr. 11 – Silicea	7 10 5 7 5
Bulimie (Arzt!)	s. Bulimie und Magersucht, S. 89	
Burn-out-Syndrom	s. Burn-out-Syndrom, S. 119	
Durchfall	s. Durchfall, S. 115	
depressive Stimmungen	s. Depressive Stimmungen, S. 126	
Eierstock – Entzündung	Nr. 3 – Ferrum phosphoricum Nr. 4 – Kalium chloratum Nr. 12 – Calcium sulfuricum	10–20 7 10
Eierstock – Schmerzen	Nr. 3 – Ferrum phosphoricum	10–20
Eierstock – Verwachsungen (vor allem nach einer Entzündung)	Nr. 1 – Calcium fluoratum Nr. 2 – Calcium phosphoricum Nr. 5 – Kalium phosphoricum Nr. 8 – Natrium chloratum Nr. 11 – Silicea	7 20–30 10 7 5
Eierstock – Zyste (Arzt!)	Nr. 1 – Calcium fluoratum Nr. 3 – Ferrum phosphoricum Nr. 4 – Kalium chloratum Nr. 8 – Natrium chloratum Nr. 10 – Natrium sulfuricum	7 7 10 7 20
Eileiterentzündung – akute Schmerzen	Nr. 3 – Ferrum phosphoricum	20–30
Eileiterentzündung – länger andauernd	Nr. 3 – Ferrum phosphoricum Nr. 4 – Kalium chloratum Nr. 9 – Natrium phosphoricum Nr. 10 – Natrium sulfuricum	20–30 7 10 10
Einlauf – bei Verstopfung	Nr. 3 – Ferrum phosphoricum Nr. 7 – Magnesium phosphoricum Nr. 8 – Natrium chloratum Nr. 10 – Natrium sulfuricum	10 10 10 10

Beschwerden	Mineralstoffe	Stück/Tag
Einlauf nach schweren Durchfällen und zur Regeneration	Nr. 3 – Ferrum phosphoricum Nr. 4 – Kalium chloratum Nr. 5 – Kalium phosphoricum Nr. 7 – Magnesium phosphoricum Nr. 8 – Natrium chloratum Nr. 10 – Natrium sulfuricum	10 10 10 10 10 10
Einlauf zur Senkung des Fiebers, zur Reinigung, auch bei Fastenkuren	Nr. 1 – Calcium fluoratum Nr. 3 – Ferrum phosphoricum Nr. 4 – Kalium chloratum Nr. 5 – Kalium phosphoricum Nr. 6 – Kalium sulfuricum Nr. 7 – Magnesium phosphoricum Nr. 8 – Natrium chloratum Nr. 10 – Natrium sulfuricum	10 10 10 10 10 10 10 10
Eisenmangel	Nr. 3 – Ferrum phosphoricum Nr. 17 – Manganum sulfuricum	20–30 7–10
Ekzem – Hautausschlag *Die Mineralstoffkombination ist in der Anwendung als Gel oder Cremegel besonders zu empfehlen*	Nr. 2 – Calcium phosphoricum Nr. 3 – Ferrum phosphoricum Nr. 5 – Kalium phosphoricum Nr. 6 – Kalium sulfuricum Nr. 8 – Natrium chloratum Nr. 10 – Natrium sulfuricum	7 7 5 10 7 20
Erholung	s. Erholung von der Anstrengung, S. 108	
Erröten – Verlegenheit	Nr. 7 – Magnesium phosphoricum	„heiße 7“
Erschöpfung – schwere	s. Doppelbelastung, S. 101	
Essen – Heißhunger	Nr. 9 – Natrium phosphoricum	10–20
Essen – Sucht (Arzt!)	s. Bulimie und Magersucht, S. 89	
Essen – Unbehagen nach dem Essen	Nr. 3 – Ferrum phosphoricum Nr. 8 – Natrium chloratum	10 10
Essen – Völlegefühl nachher	Nr. 6 – Kalium sulfuricum	20–30
Falten	s. Haut und Haare, S. 130	
Fehlgeburt	s. Abortus, S. 143	

Beschwerden	Mineralstoffe	Stück/Tag
Fieber – niedrig	s. Leichtes Fieber, S. 113	
Fieber – hoch	s. Hohes Fieber, S. 113	
Fluor	s., Unregelmäßigkeiten im Zyklus S. 87	
Frühgeburtverhütung – drohende Frühgeburt	s. Geburt und Wochenbett, S. 106	
Füße – geschwollen	s. Geschwollene Beine und Füße, S. 138	
Füße – offen	s. Offene Beine und Füße, S. 139	
Gebärmutter – Absonderungen	s. Unregelmäßigkeiten im Zyklus, S. 87	
Gebärmutter – Blutungen (Arzt!!)	Nr. 1 – Calcium fluoratum Nr. 3 – Ferrum phosphoricum Nr. 5 – Kalium phosphoricum	10 10 20
Gebärmutter – Neuralgie in Form von erhöhter Reizbarkeit der Gebärmutter und der Scheide	Nr. 9 – Natrium phosphoricum Nr. 11 – Silicea	10–20 20
Gebärmutter – Operation	s. Operation, S. 155	
Gebärmutter – Krämpfe	Nr. 3 – Ferrum phosphoricum Nr. 7 – Magnesium phosphoricum	10 „heiße 7"
Gebärmutter – Senkung	Nr. 1 – Calcium fluoratum Nr. 11 – Silicea	20–30 10
Gebärmutter – Geschwulst, Myom (Arzt!)	Nr. 1 – Calcium fluoratum Nr. 4 – Kalium chloratum Nr. 10 – Natrium sulfuricum Nr. 12 – Calcium sulfuricum	10 7 10–20 10
Gebärmutterentzündung (Arzt!)	Nr. 3 – Ferrum phosphoricum	10–20
Geburtsvorbereitung	s. Geburtsvorbereitung, S. 104	
Geburt – Milchbildung	s. Stillen, S. 106	
Geburt – Rückbildung der Gebärmutter	Nr. 1 – Calcium fluoratum Nr. 3 – Ferrum phosphoricum Nr. 11 – Silicea	20–30 10 7

Beschwerden	Mineralstoffe	Stück/Tag
Geburt – Vorbereitung	s. Jede Schwangerschaft ein Zahn, S. 103	
Geburt – Wehenschwäche	Nr. 5 – Kalium phosphoricum Nr. 7 – Magnesium phosphoricum	20–30 „heiße 7“
Gefäßerweiterung	s. Krampfadern, S. 121	
Gelenkprobleme	s. Gelenkprobleme, S. 136	
Geschlechtsverkehr	s. Sexualität und Geschlechtsverkehr, S. 91	
Globusgefühl – „Knödel im Hals“	Nr. 7 – Magnesium phosphoricum	„heiße 7“
Haarausfall	s. Haarausfall, S. 110	
Hämorrhoiden	s. Krampfadern, S. 121	
Hände – rissig	s. „Hausfrauenprobleme“, S. 100	
Harnwegsinfektionen	Nr. 3 – Ferrum phosphoricum Nr. 8 – Natrium chloratum Nr. 9 – Natrium phosphoricum	10–20 10 10
Hautgrieß	s. Hautgrieß, S. 89	
Heißhunger – begleitet von großem Durst	Nr. 8 – Natrium chloratum	20–30
Heißhunger – diffuses Hungergefühl	Nr. 5 – Kalium phosphoricum	10–20
Heißhunger – nach Speisen	Nr. 9 – Natrium phosphoricum	10–20
Heißhunger	s. Verlangen nach, S. 159	
Herpes	s. Herpes genitalis, S. 97	
Hormone	s. Der Zyklus bleibt aus, S. 125	
Husten	s. Husten, S. 113	
innere Unruhe	Nr. 4 – Kalium chloratum Nr. 7 – Magnesium phosphoricum Nr. 15 – Kalium jodatum	10 „heiße 7“ 5–7
Impfungen	s. Impfungen, S. 115	
Klimakterium	s. Wechseljahre, S. 122	

Beschwerden	Mineralstoffe	Stück/Tag
Knoten auf der Brust – Drüsen, weich	Nr. 4 – Kalium chloratum Nr. 9 – Natrium phosphoricum Nr. 12 – Calcium sulfuricum	10 10 10–20
Kolikschmerzen	Nr. 7 – Magnesium phosphoricum	„heiße 7"
Kopfschmerzen – vom Nacken ausgehend	Nr. 2 – Calcium phosphoricum	10–20
Kopfschmerzen – migräneartig	Nr. 7 – Magnesium phosphoricum	„heiße 7"
Kopfschmerzen – pochend	Nr. 3 – Ferrum phosphoricum	10–30
Kopfschmerzen – dumpf	Nr. 10 – Natrium sulfuricum	10–30
Kopfschmerzen – Ursachen beheben!		
Kopfschmerzen – klopfend	Nr. 3 – Ferrum phosphoricum	10–30
Krampfadern	s. Krampfadern, S. 121	
Krankheiten – chronisch	s. Chronische Krankheiten, S. 140	
Kropf – Struma	Nr. 1 – Calcium fluoratum Nr. 2 – Calcium phosphoricum Nr. 4 – Kalium chloratum Nr. 7 – Magnesium phosphoricum Nr. 15 – Kalium jodatum	5 7 7 „heiße 7" 5–10
Kürettage – Wundschmerz nachher	Nr. 3 – Ferrum phosphoricum Nr. 4 – Kalium chloratum Nr. 5 – Kalium phosphoricum Nr. 6 – Kalium sulfuricum Nr. 8 – Natrium chloratum	10–20 7 10–20 7 7
Lageveränderung der Gebärmutter	s. Gebärmutter, S. 149	
Lageveränderung von Organen	Nr. 1 – Calcium fluoratum Nr. 11 – Silicea	20–30 10
Lampenfieber	s. Schamröte, S. 88	
Lernen	s. Wiedereinstieg, S. 117	
Lichtempfindlichkeit	s. Die Augen, S. 129	

Beschwerden	Mineralstoffe	Stück/Tag
Lippen – aufgesprungene *Die Mineralstoffkombination ist in der Anwendung als Lippensalbe besonders zu empfehlen*	Nr. 1 – Calcium fluoratum Nr. 3 – Ferrum phosphoricum Nr. 6 – Kalium sulfuricum Nr. 8 – Natrium chloratum Nr. 11 – Silicea	10–20 7 10 7 5
Lippen – Bläschen	Nr. 7 – Magnesium phosphoricum Nr. 8 – Natrium chloratum Nr. 10 – Natrium sulfuricum	„heiße 7“ 10 10–20
Lippen – blaue Lippen (Herz!)	s. Blaue Lippen, S. 83	
Lippen – Blutleere in den Lippen, blasse Lippen	Nr. 2 – Calcium phosphoricum	20–30
Magersucht – Anorexia nervosa, Appetitlosigkeit	s. Bulimie und Magersucht, S. 89	
Melancholie	s. Depressive Stimmungen, S. 126	
Menarche (erste Menstruation)	s. Menarche, S. 85	
Menopause	s. Wechseljahre, S. 122	
Menstruation – begleitet von kolikartigen, krampfartigen Schmerzen, besonders zu Beginn	Nr. 7 – Magnesium phosphoricum Nr. 21 – Zincum chloratum	„heiße 7“ 7–10
Menstruation – begleitet von Kopfschmerzen	Nr. 3 – Ferrum phosphoricum Nr. 7 – Magnesium phosphoricum Nr. 8 – Natrium chloratum Nr. 10 – Natrium sulfuricum	10 „heiße 7“ 10 10–20
Menstruation – bei Erschlaffung der Bänder	Nr. 1 – Calcium fluoratum	10–30
Menstruation – starke Blutungen	Nr. 1 – Calcium fluoratum Nr. 3 – Ferrum phosphoricum Nr. 5 – Kalium phosphoricum Nr. 11 – Silicea	10–20 10 10 7
Menstruation – bei Regelstörungen ist zusätzlich zu überlegen	Nr. 13 – Kalium arsenicosum Nr. 14 – Kalium bromatum	7–10 7–10

Beschwerden	**Mineralstoffe**	**Stück/Tag**
Menstruation – wenn das abgehende Blut dunkel, klumpig oder zäh ist	Nr. 4 – Kalium chloratum	10–20
Menstruation – wenn das Blut wässrig dünn, nicht gerinnend, hell oder schwärzlich ist	Nr. 5 – Kalium phosphoricum Nr. 8 – Natrium chloratum	10–20 10–20
Menstruation – wenn sie zu früh kommt und zu lange dauert	Nr. 2 – Calcium phosphoricum Nr. 12 – Calcium sulfuricum	10–20 10
Menstruation – wenn sie zu spät eintritt	Nr. 3 – Ferrum phosphoricum	10
Menstruation – Zwischenblutungen	Nr. 1 – Calcium fluoratum Nr. 7 – Magnesium phosphoricum Nr. 11 – Silicea	10 „heiße 7" 7
Menstruationsbeschwerden	s. Die monatliche Blutung, S. 86	
Menstruationsschmerzen – besonders bei jungen Mädchen	s. Die monatliche Blutung, S. 86	
Migräne	s. Migräne, S. 121	
Milchschorf – bei Neugeborenen	Nr. 6 – Kalium sulfuricum Nr. 9 – Natrium phosphoricum	10–20 7–10
Milchschorf – bei starker Abschuppung auf klebrigem Untergrund	Nr. 6 – Kalium sulfuricum	10–20
Milchunverträglichkei – bei Säuglingen	Nr. 2 – Calcium phosphoricum Nr. 4 – Kalium chloratum Nr. 9 – Natrium phosphoricum	10–20 10 7
Mitesser	s. Pubertätsakne, S. 87	
Mutterbänder – durch Erschlaffung der Bänder, Vorfall, Knick oder Senkung	Nr. 1 – Calcium fluoratum Nr. 11 – Silicea	20–30 10

Beschwerden	Mineralstoffe	Stück/Tag
Muttermal *Die Mineralstoffkombination ist in der Anwendung als Gel oder Cremegel besonders zu empfehlen*	Nr. 5 – Kalium phosphoricum Nr. 6 – Kalium sulfuricum Nr. 8 – Natrium chloratum Nr. 10 – Natrium sulfuricum	10 10–20 10 10–20
Nachwehen – mangelnde	Nr. 5 – Kalium phosphoricum	20–30
Nachwehen – wenn Schmerzen auftreten	Nr. 3 – Ferrum phosphoricum Nr. 7 – Magnesium phosphoricum	10–30 „heiße 7“
Nägel – brüchig	s. „Hausfrauenprobleme“, S. 100	
Nägel – eingewachsen entzündet noch nicht vereitert bei Eiterungen zusätzlich	Nr. 1 – Calcium fluoratum Nr. 3 – Ferrum phosphoricum Nr. 4 – Kalium chloratum Nr. 11 – Silicea Nr. 12 – Calcium sulfuricum	10–20 10 10 10 10–20
Nägel – Nagelbetteiterung	Nr. 9 – Natrium phosphoricum Nr. 11 – Silicea Nr. 12 – Calcium sulfuricum	20 10 20
Nägel – Pilze im Nagelbett	Nr. 3 – Ferrum phosphoricum Nr. 5 – Kalium phosphoricum Nr. 6 – Kalium sulfuricum Nr. 8 – Natrium chloratum Nr. 10 – Natrium sulfuricum	10 20–30 10 10 10
Nägel – zu biegsam oder zu hart bzw. spröde	Nr. 1 – Calcium fluoratum	10–20
Nägelkauen – verbunden mit großer Nervosität, Anspannung	Nr. 7 – Magnesium phosphoricum	„heiße 7“
Neurodermitis *Die Mineralstoffkombination ist in der Anwendung als*	Nr. 2 – Calcium phosphoricum Nr. 4 – Kalium chloratum Nr. 6 – Kalium sulfuricum	10 10 10

Beschwerden	Mineralstoffe	Stück/Tag
Gel oder Cremegel besonders zu empfehlen	Nr. 8 – Natrium chloratum Nr. 9 – Natrium phosphoricum Nr. 10 – Natrium sulfuricum Nr. 12 – Calcium sulfuricum Nr. 24 – Arsenum jodatum	10 20 20 10 7
Oberschenkelhalsbruch	s. Oberschenkelhalsbruch, S. 137	
Operation – zur Vorbereitung	Nr. 2 – Calcium phosphoricum Nr. 5 – Kalium phosphoricum Nr. 8 – Natrium chloratum Nr. 11 – Silicea Nr. 22 – Calcium carbonicum	10 20 10 7 7
Operation – zur Nachbehandlung	s. Erholung von der Anstrengung, S. 108	
Orangenhaut	s. Orangenhaut, S. 111	
Osteoporose	s. Osteoporose, S. 127	
Pickel	s. Pubertätsakne, S. 87	
Pilze	s. Mykose, S. 96	
PMS (prämenstruelles Syndrom)	s. Das prämenstruelle Syndrom, S. 93	
Pseudokrupp	s. Pseudokrupp, S. 114	
Regel	s. Menstruation, S. 152/153	
Rheuma	s. Muskelrheuma – Gelenkrheuma – Gicht, S. 136	
Röteln	Nr. 2 – Calcium phosphoricum Nr. 3 – Ferrum phosphoricum Nr. 9 – Natrium phosphoricum Nr. 10 – Natrium sulfuricum	10 10–20 7 10
Säugling – Bauchkrämpfe	s. Anfangsschwierigkeiten – Blähkoliken, S. 107	
Säugling – Blähungen	Nr. 7 – Magnesium phosphoricum Nr. 10 – Natrium sulfuricum	10 10
Säugling – Erbrechen wie geronnene Milch, wie käsige Massen	Nr. 2 – Calcium phosphoricum Nr. 4 – Kalium chloratum Nr. 9 – Natrium phosphoricum	10 7 10

Beschwerden	Mineralstoffe	Stück/Tag
Säugling – Erbrechen unverdauter Milch	Nr. 2 – Calcium phosphoricum Nr. 3 – Ferrum phosphoricum	10–20 10
Säugling – saures Aufstoßen	Nr. 9 – Natrium phosphoricum	10
Säugling – Schnupfen	Nr. 5 – Kalium phosphoricum Nr. 8 – Natrium chloratum	10 20–30
Säugling – schläft nicht tief	Nr. 7 – Magnesium phosphoricum Nr. 11 – Silicea	10 10
Säugling – Stuhl grasgrün	Nr. 10 – Natrium sulfuricum	10
Säugling – Stuhlverstopfung	Nr. 3 – Ferrum phosphoricum Nr. 8 – Natrium chloratum	10 10
Säugling – wunder Hintern	Nr. 9 – Natrium phosphoricum	10–20
Säugling – zur Begleitung bei Impfungen	Nr. 4 – Kalium chloratum	10
Schamlippen – Entzündung	Nr. 3 – Ferrum phosphoricum Nr. 5 – Kalium phosphoricum Nr. 8 – Natrium chloratum	10–20 10 10
Schamlippen – Herpesbläschen	s. Herpes genitalis, S. 97	
Schamröte	s. Schamröte, S. 88	
Scheide – Absonderungen	s. Unregelmäßigkeiten im Zyklus, S. 87	
Scheide – brennend und wund, Juckreiz	Nr. 6 – Kalium sulfuricum Nr. 8 – Natrium chloratum Nr. 10 – Natrium sulfuricum	10 10 20
Scheide – erhöhte Reizbarkeit	Nr. 3 – Ferrum phosphoricum Nr. 7 – Magnesium phosphoricum Nr. 11 – Silicea	10 „heiße 7“ 10
Scheide – Scheidenpilz	s. Mykose, S. 96	
Scheide – trocken	Nr. 8 – Natrium chloratum	20–30
Scheide – trocken und heiß	Nr. 3 – Ferrum phosphoricum Nr. 8 – Natrium chloratum	10–20 10–20

Beschwerden	Mineralstoffe	Stück/Tag
Scheidenkrampf – Vaginismus	Nr. 2 – Calcium phosphoricum Nr. 7 – Magnesium phosphoricum	10–20 „heiße 7“
Schilddrüse – verhärtete Drüsen (Arzt!)	Nr. 1 – Calcium fluoratum Nr. 11 – Silicea	10–20 10
Schilddrüse – Kropf, Anschwellung der Schilddrüse	Nr. 1 – Calcium fluoratum Nr. 2 – Calcium phosphoricum Nr. 4 – Kalium chloratum Nr. 7 – Magnesium phosphoricum Nr. 15 – Kalium jodatum	7 10 7 „heiße 7“ 5–10
Schilddrüse – Über- bzw. Unterfunktion	Nr. 14 – Kalium bromatum Nr. 15 – Kalium jodatum	7–10 5–20
Schleimhäute	s. Trockene Schleimhäute, S. 128	
Schlundbrennen	s. Sodbrennen, S. 105	
Schock	Nr. 2 – Calcium phosphoricum	20–30
Schwangerschaft: Brustpflege bzw. Vorbereitung	s. Körperpflege in der Schwangerschaft, S. 105	
Schwangerschaft – Erbrechen	s. Schwangerschaftserbrechen, S. 103	
Schwangerschaft – leicht erhöhte Temperatur während der ersten Wochen	Nr. 3 – Ferrum phosphoricum	10–20
Schwangerschaft – Übelkeit	Nr. 5 – Kalium phosphoricum	20–30
Schwangerschaft – Wadenkrämpfe	Nr. 2 – Calcium phosphoricum	20–30
Schwangerschaft – Schwangerschaftsflecken	Nr. 6 – Kalium sulfuricum	10–30
Schwangerschaft – verbunden mit üblem Mundgeruch	Nr. 5 – Kalium phosphoricum	10–30
Schwangerschaftsstreifen	s. Körperpflege in der Schwangerschaft, S. 105	
Schwindel	s. Schwindel, S. 140	
Schwitzen – übermäßige Schweißbildung bzw. kann nicht schwitzen	Nr. 8 – Natrium chloratum	10–30

Beschwerden	**Mineralstoffe**	**Stück/Tag**
Schwitzen – unangenehm riechender Schweiß	Nr. 11 – Silicea	10–30
Schwitzen – säuerlicher Geruch	Nr. 9 – Natrium phosphoricum	10–30
Schwitzen – salzig brennend	Nr. 8 – Natrium chloratum	10–30
Schwitzen – juckend beißend	Nr. 6 – Kalium sulfuricum Nr. 10 – Natrium sulfuricum	10–20 10–20
Seitenstechen	s. Seitenstechen, S. 88	
Sodbrennen	s. Sodbrennen, S. 105	
Sonnenallergie – rote Flecken und Bläschen	Nr. 3 – Ferrum phosphoricum Nr. 6 – Kalium sulfuricum Nr. 8 – Natrium chloratum Nr. 10 – Natrium sulfuricum	10 10 10 30
Sonnenbrand – erste Hilfe *Zu Beginn der äußeren Versorgung sollten die Mineralstoffe als Brei aufgelegt werden, später als Salbe, Gel oder Cremegel*	Nr. 3 – Ferrum phosphoricum Nr. 5 – Kalium phosphoricum Nr. 8 – Natrium chloratum	10–20 10 20–30
Sonnenbrand – nach übermäßigen Aufenthalt in der Sonne, zur Nachbehandlung *Die Mineralstoffkombination ist in der Anwendung als Gel oder Cremegel besonders zu empfehlen*	Nr. 1 – Calcium fluoratum Nr. 3 – Ferrum phosphoricum Nr. 5 – Kalium phosphoricum Nr. 6 – Kalium sulfuricum Nr. 8 – Natrium chloratum Nr. 11 – Silicea	7 10 10 7 20 7
Stillen – mit salzigem Geschmack	Nr. 8 – Natrium chloratum	10–20
Stillen	s. Stillen, S. 106	
Stimmungswechsel – rascher	Nr. 7 – Magnesium phosphoricum Nr. 15 – Kalium jodatum	„heiße 7" 5–10
trockene Augen	Nr. 8 – Natrium chloratum	10–30

Beschwerden	Mineralstoffe	Stück/Tag
trockene Schleimhäute	s. Trockene Schleimhäute, S. 128	10–30
Übergewicht	s. Über- oder Untergewicht, S. 110	
Untergewicht	s. Über- oder Untergewicht, S. 110	
Uterus	s. Gebärmutter, S. 149	
Vagina	s. Scheide, S. 156	
Venen	s. Krampfadern, S. 121	
Verbrennungen	Nr. 3 – Ferrum phosphoricum Nr. 8 – Natrium chloratum	10–20
Vergesslichkeit	s. Vergesslichkeit, S. 135	
Verlangen nach Geräuchertem	Nr. 2 – Calcium phosphoricum	20–30
Verlangen nach pikanten Speisen, Senf und Ketchup	Nr. 2 – Calcium phosphoricum	10–20
Verlangen nach Milch bzw. Ablehnung	Nr. 2 – Calcium phosphoricum	10–20
Verlangen nach Schokolade	Nr. 7 – Magnesium phosphoricum	„heiße 7“ oder lutschen
Verlangen nach Süßigkeiten, Mehlspeisen	Nr. 9 – Natrium phosphoricum	10–20
Verletzungen – erste Hilfe, auch als Pulver, Wundgel!	Nr. 3 – Ferrum phosphoricum	10–30
Vulva – Schrunden, Einrisse	Nr. 1 – Calcium fluoratum	10–20
Wachstumsprobleme	s. Wachstumsprobleme, S. 83	
Wallungen	s. Hitzewallungen, S. 126	
Warzen	s. Warzen im Genitalbereich, S. 98	
Waschmittelallergie	s. „Hausfrauenprobleme“, S. 100	
Wechseljahre	s. Wechseljahre, S. 122	
Wechseljahre – eingefallene Haut	Nr. 1 – Calcium fluoratum Nr. 5 – Kalium phosphoricum Nr. 6 – Kalium sulfuricum Nr. 8 – Natrium chloratum Nr. 11 – Silicea	7 10 7 10 7

Beschwerden	**Mineralstoffe**	**Stück/Tag**
Wechseljahre – geschwollene Füße	Nr. 4 – Kalium chloratum Nr. 7 – Magnesium phosphoricum Nr. 10 – Natrium sulfuricum	10 „heiße 7" 20–30
Wechseljahre – trockene Scheide, zur grundsätzlichen Versorgung	Nr. 4 – Kalium chloratum Nr. 6 – Kalium sulfuricum Nr. 8 – Natrium chloratum Nr. 10 – Natrium sulfuricum	10 10 20–30 7
Wechseljahre – Unruhe, Ruhelosigkeit	Nr. 2 – Calcium phosphoricum Nr. 7 – Magnesium phosphoricum Nr. 15 – Kalium jodatum	20 „heiße 7" 5–15
Wehen	s. Geburt und Wochenbett, S. 106	
Weißfluss junger Mädchen	s. Unregelmäßigkeiten im Zyklus, S. 87	
Windeldermatitis	s. Windeldermatitis, S. 108	
Wiederaufbau	s. Rekonvaleszenz, S. 114	
Wochenfluss – übermäßig	Nr. 3 – Ferrum phosphoricum Nr. 5 – Kalium phosphoricum Nr. 6 – Kalium sulfuricum Nr. 8 – Natrium chloratum Nr. 10 – Natrium sulfuricum	10 10 7 10 10–20
Zahnen	s. Erste Begleitung mit Mineralstoffen, S. 82	
Zwischenblutungen	s. Menstruation, S. 152/153	

Über die Autoren

Mag. pharm. Susana Niedan-Feichtinger
Inhaberin der Adler Apotheke in Zell am See
Brucker Bundesstraße 39–31
A-5700 Zell am See, Österreich
Tel: 00 43/65 42/5 73 82
homepage: www.adlerapotheke.zellamsee.at
E-Mail: adler-apotheke@schuessler-mineralstoffe.at

Arzneimittelgroßhandel, spezialisiert auf die Biochemie nach Dr. Schüßler
Produktion der Mineralstoff, -Salben, -Cremegele, und -Gele sowie der Mineralstoff-Körperpflegeprodukte
homepage: www.schuessler-mineralstoffe.at
E-Mail: adler-pharma@schuessler-mineralstoffe.at
E-Mail: susana.nf@adler-pharma.at

Thomas Feichtinger
Mineralstoffe nach Dr. Schüßler, Energiefeld des Menschen, Persönlichkeitsbildung, Vorträge, Seminare, Vorsitzender der GBA (Gesellschaft für Biochemie nach Dr. Schüßler und Antlitzanalyse)
Brucker Bundesstraße 31
A-5700 Zell am See, Österreich
Tel: 00 43/65 42/5 50 44 12
e-mail: thomas.f@sbg.at

Susana Niedan wurde 1953 in Buenos Aires geboren. 1956 übersiedelte die Familie nach Wien. Sie absolvierte von 1971 bis 1976 das Studium der Pharmazie an der Universität Wien. An das Studium schlossen sich das Aspirantenjahr und fünf Jahre Berufserfahrung in einer Wiener Apotheke an. 1976 heiratete sie ihren Studienkollegen. Nach der Geburt von zwei Kindern begann sie sich, da das zweite Kind von Geburt an an Neurodermitis erkrankt war, intensiv und mit Erfolg mit Ernährungslehre, Naturheilverfahren, Homöopathie und Blütenessenzen nach Dr. Bach auseinander zu setzen. 1987 übernahm das Ehepaar die Apotheke in Zell am See – Schüttdorf. Bald war die Apotheke für ihr umfassendes homöopathisches Angebot verbunden mit einer fachkundigen Beratung sowie einem breiten Spektrum an Angeboten aus der Alternativmedizin bekannt. Zu diesem Bereich zählen auch die Mineralstoffe nach Dr. Schüßler, mit denen Frau Mag. pharm. Susana Niedan seit Jahren arbeitet.

Thomas Feichtinger wurde 1946 in Salzburg geboren und lebt in Zell am See. Seit 1967 verheiratet, vier Kinder. Ausbildung zum Lehrer mit den Lehramtsprüfungen für Volksschulen, Hauptschulen (Mathematik, Geometrisches Zeichnen, Leibesübungen), Polytechnische Lehrgänge (Lebenskunde, Mathematik, Technisches Zeichnen) und als Religionslehrer für katholische Religion. Durch eine schwere Krankheit an beiden Hüftgelenken wurde er 1990 als Lehrer frühpensioniert. Nachdem er sich jahrelang mit der Krankheit und ihrer Bewältigung unter anderem mithilfe der Mineralstoffe nach Dr. Schüßler auseinander gesetzt hatte, konnte er wieder, wenn auch eingeschränkt, tätig werden. Nach Lehrgängen in der Mineralstofflehre nach Dr. Schüßler sowie in der damit eng verknüpften Antlitzanalyse nach Kurt Hickethier, einer Ausbildung in Gestalttherapie und einer weiteren zum Lebensberater in Existenzanalyse und Logotherapie nach Viktor Frankl arbeitet er in der Erwachsenenbildung (Seminare zur Persönlichkeitsbildung, über das Energiefeld des Menschen und seit 1983 über die Mineralstoffe nach Dr. Schüßler) und in der Einzelberatung.

Literatur

Feichtinger, Thomas; Niedan, Susana: Gesund durchs Jahr mit Schüßler-Salzen. HAUG Verlag 2001, ISBN: 3-8304-2064-1

Feichtinger, Thomas; Niedan, Susana: Schüßler-Salze für Ihr Kind. HAUG Verlag 2001, ISBN: 3-8304-2046-3

Feichtinger, Thomas; Niedan, Susana; Franz, Margit: Gesund abnehmen mit Schüßler-Salzen. HAUG Verlag 2002

Feichtinger, Thomas; Niedan, Susana: Schüßler-Salze kurz & bündig. HAUG Verlag 2001, ISBN 3-8304-2054-4

Feichtinger, Thomas; Niedan, Susana: Antlitzanalyse in der Biochemie nach Dr. Schüßler. HAUG Verlag 2002, ISBN 3-8304-7151-3

Feichtinger, Mandl, Niedan: Handbuch der Biochemie nach Dr. Schüßler, Heidelberg: HAUG Verlag 1998, ISBN 3–7760–1762–7

Feichtinger, Niedan: Praxis der Biochemie nach Dr. Schüßler – Das Repertorium, Heidelberg: HAUG Verlag 2000, ISBN 3–8304–7077–0

Stichwortverzeichnis